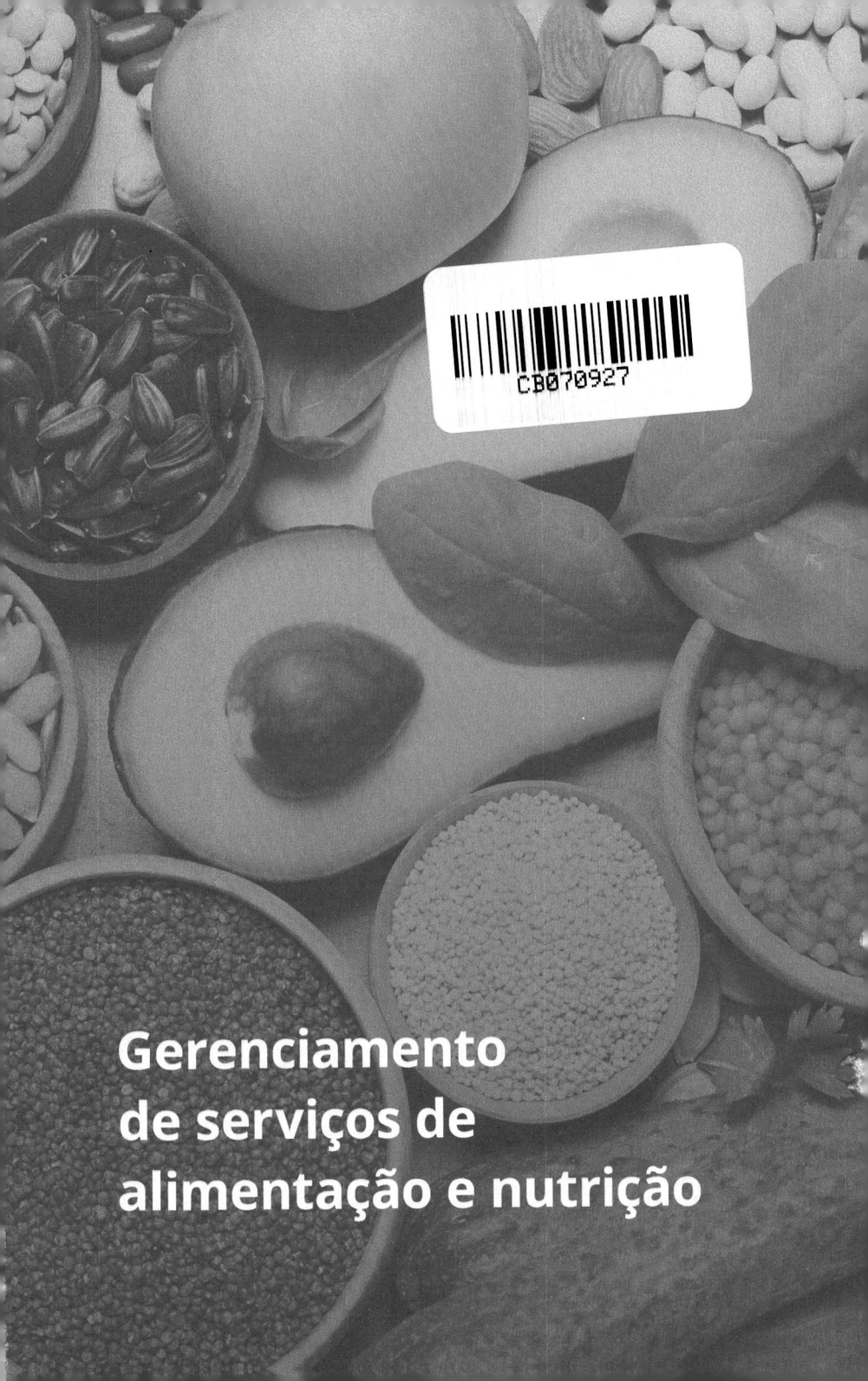

Gerenciamento
de serviços de
alimentação e nutrição

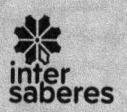

inter
saberes

Gerenciamento de serviços de alimentação e nutrição

Alexsandro Wosniaki
Elaine Cristine de Souza Martins
Rosicler de Oliveira Coutinho

inter saberes

Rua Clara Vendramin, 58 . Mossunguê . CEP 81200-170
Curitiba . PR . Brasil . Fone: (41) 2106-4170
www.intersaberes.com . editora@intersaberes.com

Conselho editorial
Dr. Alexandre Coutinho Pagliarini
Dr.ª Elena Godoy
Dr. Neri dos Santos
M.ª Maria Lúcia Prado Sabatella

Editora-chefe
Lindsay Azambuja

Gerente editorial
Ariadne Nunes Wenger

Assistente editorial
Daniela Viroli Pereira Pinto

Preparação de originais
Gilberto Girardello Filho

Edição de texto
Arte e Texto Edição e Revisão de Textos

Capa
Luana Machado Amaro (*design*)
metamorworks, Prostock-studio,
Tijana Simic/Shutterstock (imagem)

Projeto gráfico
Charles L. da Silva (*design*)
New Africa e Oksana Mizina/Shutterstock (imagens)

Diagramação
Fabio Vinicius da Silva

Designer **responsável**
Charles L. da Silva

Iconografia
Regina Claudia Cruz Prestes

Dados Internacionais de Catalogação na Publicação (CIP)
(Câmara Brasileira do Livro, SP, Brasil)

Wosniaki, Alexsandro
  Gerenciamento de serviços de alimentação e nutrição / Alexsandro Wosniaki, Elaine Cristine de Souza Martins, Rosicler de Oliveira Coutinho. -- Curitiba, PR : InterSaberes, 2024.

  Bibliografia.
  ISBN 978-85-227-1590-9

  1. Alimentos - Manuseio - Medidas de segurança 2. Serviços de alimentação - Administração 3. Serviços de alimentação - Controle de qualidade 4. Serviços de alimentação - Marketing I. Martins, Elaine Cristine de Souza. II. Coutinho, Rosicler de Oliveira. III. Título.

24-220777   CDD-647.95

Índices para catálogo sistemático :
1. Serviços de alimentação   647.95

Cibele Maria Dias – Bibliotecária – CRB-8/9427

1ª edição, 2024.
Foi feito o depósito legal.

Informamos que é de inteira responsabilidade dos autores a emissão de conceitos.

Nenhuma parte desta publicação poderá ser reproduzida por qualquer meio ou forma sem a prévia autorização da Editora InterSaberes.

A violação dos direitos autorais é crime estabelecido na Lei n. 9.610/1998 e punido pelo art. 184 do Código Penal.

Sumário

7 *Apresentação*
11 *Como aproveitar ao máximo este livro*

Capítulo 1
15 **Conceituação de gerenciamento**
17 1.1 Contexto histórico da administração
21 1.2 Perfil do gestor
23 1.3 Processos administrativos
33 1.4 Controle e integração estrutural
40 1.5 O mercado da alimentação

Capítulo 2
51 **Elaboração de serviços de alimentação e nutrição**
53 2.1 Elaboração e dimensionamento de serviços de alimentação
63 2.2 Planejamento de acordo com a modalidade do serviço
68 2.3 Sustentabilidade e gestão de resíduos
71 2.4 Gestão de pessoas em serviços de alimentação
75 2.5 Processos envolvidos na gestão de pessoas

Capítulo 3
87 **Custos em serviços de alimentação e nutrição**
89 3.1 Previsão de compras
100 3.2 Estoque
107 3.3 Política de compras
113 3.4 Fornecedores
126 3.5 Curva ABC de custos

Capítulo 4
141 **Cardápios e alimentos**
143 4.1 Montagem de cardápio
152 4.2 Apresentação dos alimentos
154 4.3 Ficha técnica
158 4.4 Boas práticas de manipulação
164 4.5 Procedimentos operacionais padronizados
167 4.6 Método HACCP

Capítulo 5
177 **Marketing nos serviços de alimentação e nutrição**
179 5.1 Introdução
179 5.2 Conceitos de marketing
187 5.3 Estratégias de marketing
191 5.4 Atendimento ao cliente
196 5.5 Indicadores de satisfação do cliente
199 5.6 Marketing aplicado a serviços de alimentação

207 *Considerações finais*
209 *Lista de siglas*
211 *Referências*
217 *Respostas*
229 *Sobre os autores*

Apresentação

Caros leitores, é com grande entusiasmo que apresentamos este livro, fruto de nossa experiência e pesquisa no campo do gerenciamento de serviços de alimentação. A obra surgiu da necessidade em oferecer aos interessados na área uma abordagem abrangente e atualizada sobre os desafios e as práticas fundamentais vinculadas a esse campo essencial.

Os serviços de alimentação desempenham um papel crucial na garantia da saúde e do bem-estar das coletividades. Por se tratar de um segmento em constante ascensão, ele necessita de profissionais bem preparados para gerenciá-lo com maestria, a fim de que se estabeleça no mercado e nele se mantenha de forma competitiva.

Nessa ótica, a obra que você tem em mãos foi elaborada com o objetivo primordial de fornecer uma visão ampla e focada nos aspectos essenciais do gerenciamento nesse contexto. Assim, nossa intenção é proporcionar uma fonte confiável de conhecimentos que permita aos leitores compreender os princípios e as práticas fundamentais do gerenciamento em serviços de alimentação. Ao longo dos cinco capítulos deste livro, disponibilizamos informações valiosas sobre o mercado da alimentação, a gestão de recursos, o planejamento e a execução dos serviços, as ferramentas gerenciais estratégicas, a fidelização de clientes, entre outros temas relevantes. Os conteúdos estão distribuídos da seguinte forma:

- Capítulo 1: "Conceituação de gerenciamento": neste capítulo, abordamos o contexto histórico da administração, o perfil do gestor, os processos administrativos e as ferramentas de gestão. Também discutimos sobre o controle e a integração estrutural e a gestão de serviços de alimentação, bem como sobre o mercado da alimentação.

- Capítulo 2: "Elaboração de serviços de alimentação e nutrição": aqui, tratamos da elaboração e do dimensionamento dos serviços de alimentação, incluindo planejamento, projeto, embasamento legal, sustentabilidade, gestão de resíduos e gestão de pessoas.
- Capítulo 3: "Custos em serviços de alimentação e nutrição": neste capítulo, os aspectos trabalhados são a previsão de compras, o controle de estoque, a política de compras, a seleção de fornecedores e a utilização da curva ABC de custos para otimização financeira.
- Capítulo 4: "Cardápios e alimentos": abordamos a montagem de cardápios, a apresentação dos alimentos, a elaboração de fichas técnicas de preparo, as boas práticas de manipulação, os procedimentos operacionais padronizados e o método HACCP para garantir a segurança dos alimentos.
- Capítulo 5: "Marketing nos serviços de alimentação e nutrição": finalizamos a obra apresentando conceitos e estratégias de marketing aplicados aos serviços de alimentação, a exemplo do atendimento ao cliente e dos indicadores de satisfação, visando aprimorar a relação com os consumidores e aumentar a competitividade no mercado.

Com essa estrutura, esperamos fornecer um guia completo e prático para a gestão eficaz de serviços de alimentação e nutrição, beneficiando profissionais, estudantes e interessados na área. Ademais, desenvolvemos este material no intuito de que seja uma ferramenta indispensável às pessoas que pretendem atuar na gestão de serviços de alimentação, bem como para os que já atuam na área e que procuram adquirir maior embasamento teórico, além dos estudantes de Nutrição, que encontram no mercado de alimentação coletiva diversas oportunidades de atuação.

Desse modo, esperamos que esta obra represente um guia prático e inspirador para todos aqueles interessados no aprimoramento constante desse setor considerado de vital importância para a sociedade.

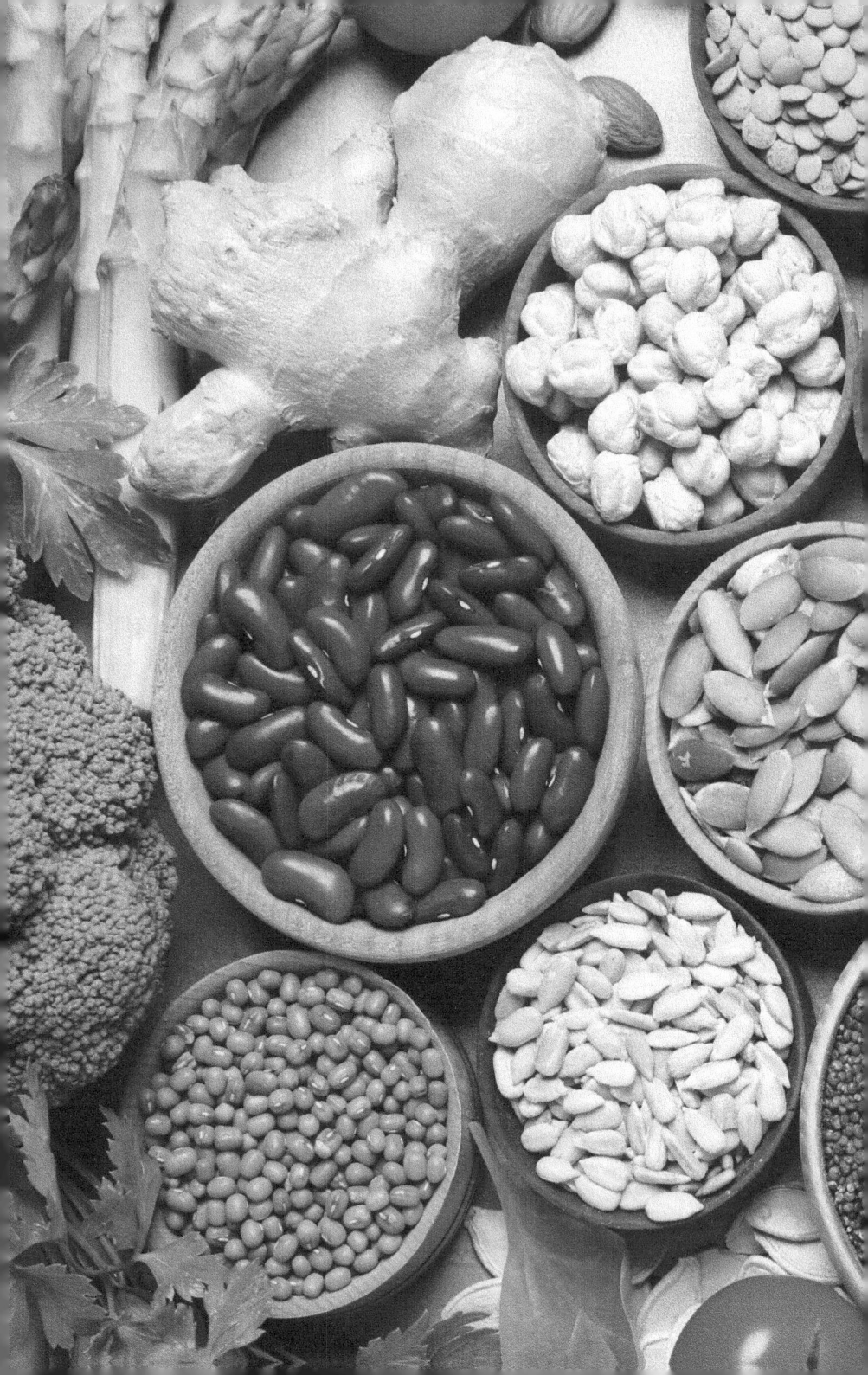

Como aproveitar ao máximo este livro

Empregamos nesta obra recursos que visam enriquecer seu aprendizado, facilitar a compreensão dos conteúdos e tornar a leitura mais dinâmica. Conheça a seguir cada uma dessas ferramentas e saiba como estão distribuídas no decorrer deste livro para bem aproveitá-las.

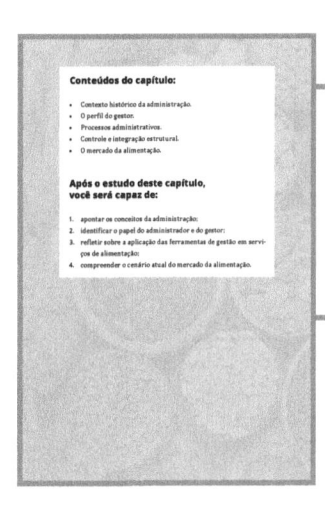

Conteúdos do capítulo:

Logo na abertura do capítulo, relacionamos os conteúdos que nele serão abordados.

Após o estudo deste capítulo, você será capaz de:

Antes de iniciarmos nossa abordagem, listamos as habilidades trabalhadas no capítulo e os conhecimentos que você assimilará no decorrer do texto.

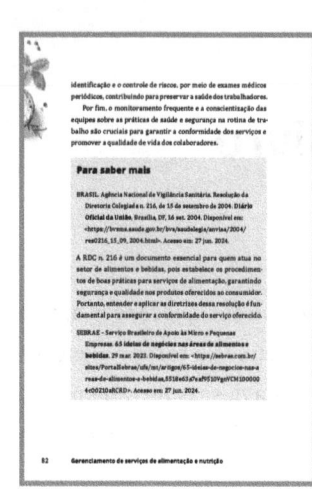

Para saber mais

Sugerimos a leitura de diferentes conteúdos digitais e impressos para que você aprofunde sua aprendizagem e siga buscando conhecimento.

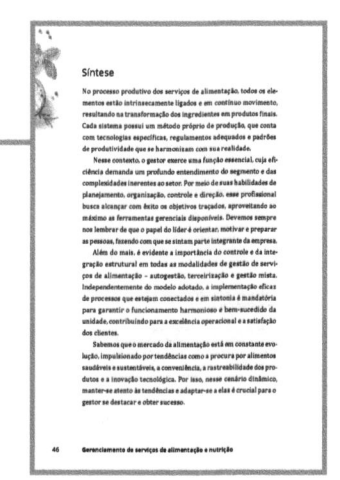

Síntese

Ao final de cada capítulo, relacionamos as principais informações nele abordadas a fim de que você avalie as conclusões a que chegou, confirmando-as ou redefinindo-as.

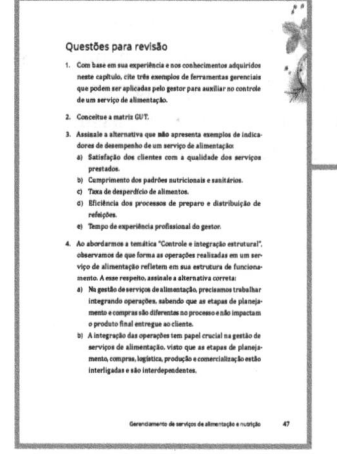

Questões para revisão

Ao realizar estas atividades, você poderá rever os principais conceitos analisados. Ao final do livro, disponibilizamos as respostas às questões para a verificação de sua aprendizagem.

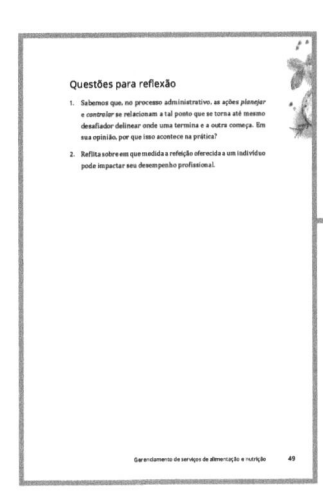

Questões para reflexão

Ao propor estas questões, pretendemos estimular sua reflexão crítica sobre temas que ampliam a discussão dos conteúdos tratados no capítulo, contemplando ideias e experiências que podem ser compartilhadas com seus pares.

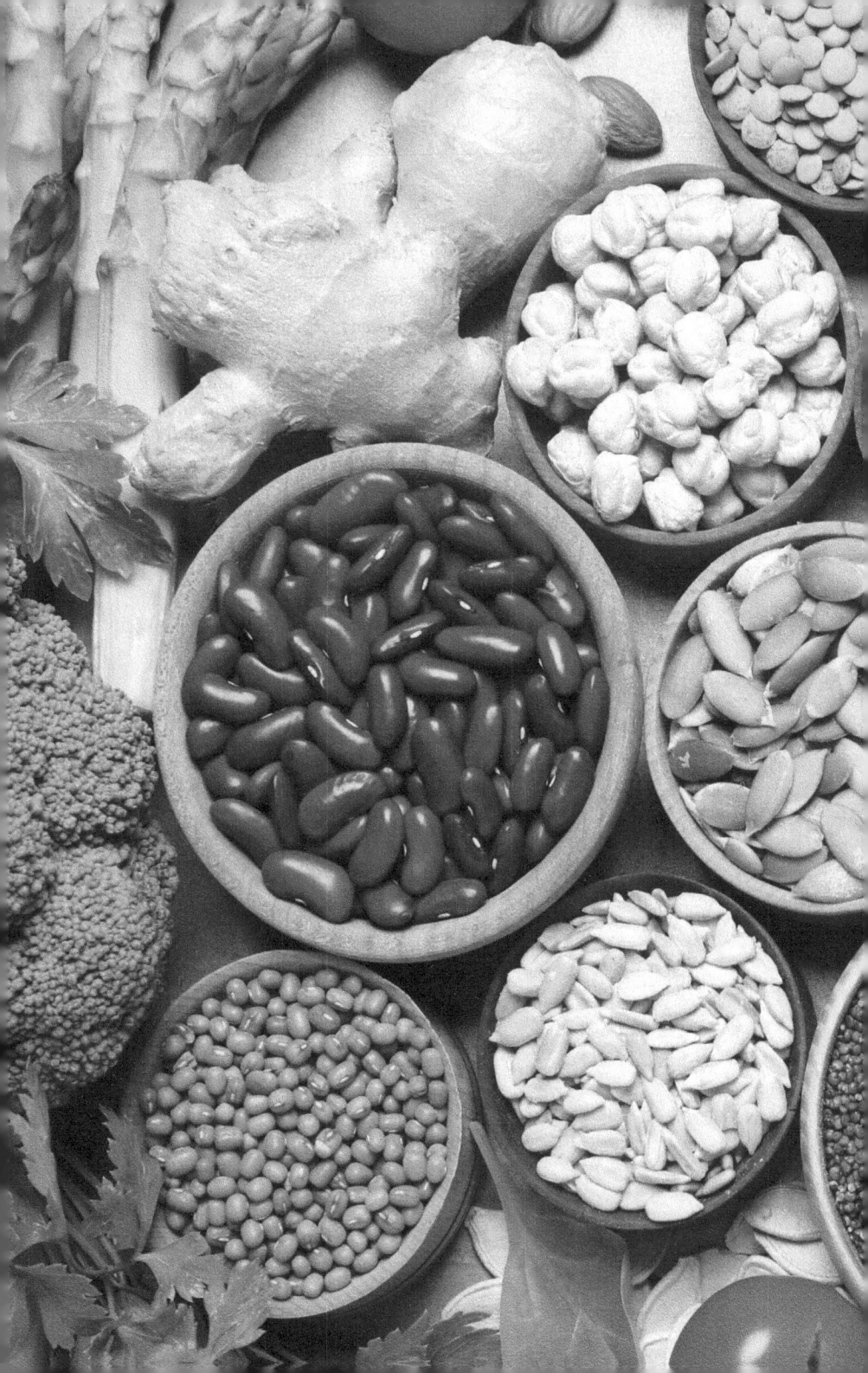

Capítulo 1
Conceituação de gerenciamento

Elaine Cristine de Souza Martins

Conteúdos do capítulo:

- Contexto histórico da administração.
- O perfil do gestor.
- Processos administrativos.
- Controle e integração estrutural.
- O mercado da alimentação.

Após o estudo deste capítulo, você será capaz de:

1. apontar os conceitos da administração;
2. identificar o papel do administrador e do gestor;
3. refletir sobre a aplicação das ferramentas de gestão em serviços de alimentação;
4. compreender o cenário atual do mercado da alimentação.

1.1 Contexto histórico da administração

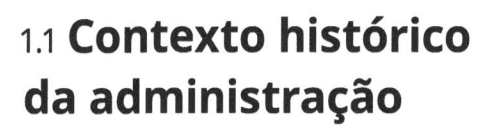

Quando falamos em administrar uma empresa ou qualquer outra instituição, estamos nos referindo a colocar em prática ações de planejamento, organização, direção e controle, para alcançar os objetivos esperados. Em outras palavras, é a ação que move as engrenagens responsáveis por manter o negócio funcionando e avançando, com base em processos bem definidos.

Então, a atividade de administrar é a que possibilita o crescimento do serviço oferecido, garantindo que tudo funcione de modo eficiente. Podemos dizer que se trata da forma de cuidar de todos os aspectos do empreendimento, a fim de que ele prospere e se desenvolva.

Comumente nos deparamos com os termos *administrar* e *gerir* remetendo ao mesmo desempenho profissional, porém, na prática, há uma sutil diferença entre eles. A administração foca na coordenação e no controle das atividades para garantir a eficiência e a eficácia dos processos; já a gestão tem um escopo mais amplo e abrange não apenas os aspectos administrativos, mas também fatores como liderança, motivação, tomada de decisão e habilidades interpessoais. Além disso, a gestão envolve a coordenação de pessoas e recursos, bem como a consideração de aspectos estratégicos e operacionais.

Em resumo:

- a administração faz parte da gestão e se concentra nas atividades administrativas e de controle;
- a gestão engloba uma gama mais ampla de habilidades e competências necessárias para liderar uma organização de maneira eficaz.

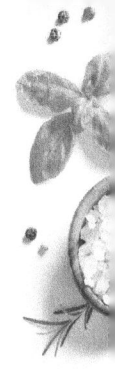

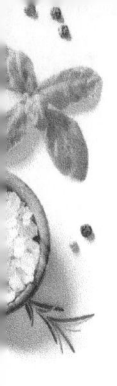

Para administrar uma organização, diversas variáveis devem ser consideradas, a exemplo dos recursos disponíveis (materiais, financeiros, humanos), das tecnologias utilizadas, das informações gerenciais e dos ambientes interno e externo da empresa.

As informações gerenciais dizem respeito aos dados que auxiliam os gestores a compreender o funcionamento da organização, analisar o desempenho, identificar oportunidades e desafios e planejar estratégias para atingir os objetivos estabelecidos. Tais informações podem abranger diversos aspectos, como indicadores de desempenho, relatórios financeiros, dados de mercado e clientes, entre outros. O uso adequado das informações gerenciais é fundamental para embasar decisões estratégicas e operacionais, permitindo uma gestão mais coerente.

Nessa perspectiva, a fim de construir uma base sólida para respaldar as decisões e práticas de gestão, além de obter os dados relacionados às variáveis do estabelecimento, precisamos adentrar no universo dos conceitos históricos e das teorias gerais da administração. Conhecer a história dos elementos que compõem a área da administração enriquece nossa capacidade de aplicar abordagens mais eficientes e inovadoras, bem como amplia nossos horizontes como gestores.

A administração como campo de estudo e disciplina formal ganhou destaque e se consolidou como área acadêmica e profissional apenas no século XX, quando foram criadas as primeiras teorias e abordagens formais sobre a administração. Antes desse período, a prática de administrar existia de forma empírica, e não havia uma abordagem sistemática e científica para gerenciar organizações.

Esse movimento foi impulsionado pelo contexto da Revolução Industrial e pela necessidade de lidar com as complexidades e os desafios trazidos pela industrialização. Por isso, podemos afirmar que a Revolução Industrial representou a pedra fundamental da história da administração, impulsionando o desenvolvimento de teorias e práticas de gerenciamento que buscavam lidar com os desafios e as oportunidades do inédito cenário de produção industrial em larga escala.

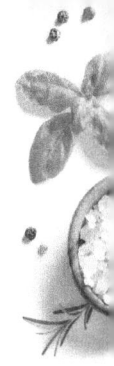

Sob essa ótica, as teorias gerais da administração surgiram para auxiliar na compreensão e no aprimoramento da gestão das organizações, fornecendo diretrizes e orientações para a aplicação prática de conceitos, contribuindo para uma gestão assertiva, inclusive, na área de serviços de alimentação.

Resumidamente, apresentamos, a seguir, os criadores e os conceitos básicos de algumas das principais teorias da administração:

- **Taylorismo**: cunhada por Frederick Taylor, enfatiza a racionalização do trabalho para aumentar a eficiência e a produtividade.
- **Teoria clássica da administração**: desenvolvida por Henri Fayol, destaca princípios como divisão do trabalho, hierarquia, centralização e coordenação para uma administração mais eficiente.
- **Burocracia**: proposta por Max Weber, refere-se à criação de uma estrutura organizacional baseada em regras formais, autoridade hierárquica e divisão clara de responsabilidades.
- **Teoria das relações humanas**: liderada por Elton Mayo, aborda a importância das relações humanas e do bem-estar dos funcionários no ambiente de trabalho para melhorar a motivação e a satisfação.
- **Teoria da hierarquia das necessidades**: desenvolvida por Abraham Maslow, propõe que o comportamento das pessoas respeita uma hierarquia de necessidades, das básicas às mais elevadas, e que a satisfação de tais necessidades influencia a motivação.

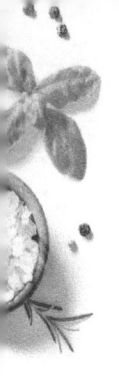

- **Teoria da contingência:** elaborada por diversos autores, incluindo Joan Woodward e Fred Fiedler, considera que não existe uma abordagem universalmente aplicável à administração; nesse sentido, a teoria da contingência enfatiza que as práticas de gestão devem se adaptar às circunstâncias específicas de cada situação.
- **Teoria neoclássica da administração:** criada, entre outros, por Peter Drucker (considerado o pai da administração moderna), Harold Koontz e Cyril O'Donnell, destaca a importância da organização, do planejamento, da liderança e do controle para alcançar os objetivos de maneira eficaz; ademais, direciona-se à flexibilidade e à adaptação às mudanças do ambiente externo, promovendo uma abordagem mais atualizada para o gerenciamento das organizações.

Essas teorias contribuíram para moldar o campo da administração, oferecendo diferentes perspectivas sobre como gerenciar organizações com eficácia. Contudo, é importante ressaltar que cada uma delas tem limitações, e que a gestão moderna geralmente incorpora uma abordagem combinada, levando em consideração diversos aspectos, para atingir melhores resultados.

Ademais, precisamos nos lembrar de que o campo da administração é dinâmico, e novas teorias e perspectivas continuam surgindo à medida que as organizações e o ambiente de negócios evoluem.

Dito de outro modo, a esfera da administração se tornou um domínio de conhecimento interdisciplinar que engloba noções de diferentes áreas, como ciências sociais, psicologia, economia, matemática, entre outras, além de várias especializações, como gestão de recursos humanos, marketing, finanças, logística e empreendedorismo.

Atualmente, a administração continua evoluindo, com ênfase em conceitos como liderança, inovação, sustentabilidade e gestão estratégica. O contexto histórico da administração reflete essa trajetória de aprendizado, adaptação e aprimoramento das práticas de gestão ao longo dos anos.

1.2 **Perfil do gestor**

Ao nos basearmos em conceitos de administração, percebemos a importância do papel do gestor como condutor de equipes e responsável por articular, planejar, organizar e controlar as operações realizadas na empresa, levando em consideração a devida colaboração entre os integrantes da equipe para obter os melhores resultados possíveis.

A esse respeito, a atuação do gestor de um serviço de alimentação é essencial para o sucesso operacional e a satisfação dos clientes. Além de coordenar internamente, esse profissional deve adotar uma postura profissional estratégica, pois a crescente demanda do mercado e as exigências dos consumidores têm impulsionado essa necessidade.

Logo, para atender às exigências do público e se destacar na função, o gestor precisa evitar improvisos, uma vez que o setor alimentício é altamente competitivo e está em constante evolução. Portanto, ter um comportamento estruturado e habilidoso é essencial para o sucesso nesse cenário desafiador.

O gestor de um serviço de alimentação deve prezar pelo bom funcionamento e consequente êxito da organização. Para tanto, é necessário que possua competências técnicas e comportamentais para liderar, planejar, organizar, controlar e tomar decisões estratégicas. Nesse sentido, visando ao alcance de metas e resultados, as capacidades de planejar e de gerir os recursos de forma eficiente são cruciais para controlar custos e otimizar processos.

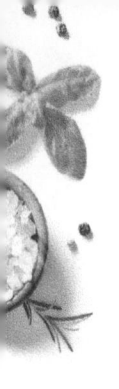

As competências técnicas necessárias aos gestores do segmento dizem respeito às habilidades e ao domínio de atividades específicas. Por exemplo, o gestor deve apresentar desenvoltura na aplicação das técnicas de preparo dos alimentos e na promoção de ações educativas para capacitar a equipe, assim como em fomentar a conscientização sobre a alimentação apropriada aos comensais do local. Também espera-se o conhecimento de princípios nutricionais, a capacidade de planejar cardápios adequados para diferentes públicos, além de habilidades em gestão de estoque, compras e controle de custos. Ainda, é essencial manter-se atualizado sobre normas sanitárias e de segurança alimentar e orientar a equipe a resolver problemas operacionais de forma ágil. Tais atributos são de vital importância para garantir a qualidade, a segurança e o cumprimento dos padrões exigidos, contribuindo para o sucesso da unidade e a satisfação dos clientes.

Por sua vez, as competências comportamentais de um gestor de serviço de alimentação incluem conhecer os indivíduos da equipe e saber como eles interagem. Em outras palavras, trata-se de uma habilidade interpessoal, que se refere à aptidão para trabalhar com pessoas e, por meio da atuação delas, obter resultados. Portanto, o gestor precisa fomentar um ambiente de trabalho seguro, promover uma comunicação eficiente e estimular os colaboradores a expressarem suas necessidades e sugestões. Também, boa liderança, comunicação eficaz, empatia, trabalho em equipe e capacidade de resolver conflitos são requisitos para que o gestor proporcione uma atmosfera colaborativa e motivadora no ambiente de trabalho, o que influencia diretamente na qualidade do serviço prestado e no bem-estar dos funcionários. Inclusive, podemos afirmar que uma gestão de recursos humanos mais eficiente está diretamente relacionada à oferta de alimentos mais seguros.

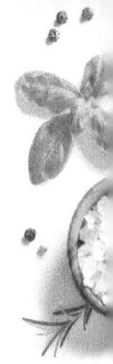

Outra competência de destaque para os gestores do segmento diz respeito à habilidade conceitual, também conhecida como *visão sistêmica* ou *holística*. Essa competência engloba a capacidade de enxergar a organização como um todo e compreender como ela interage com o ambiente externo. Isso inclui analisar as influências políticas, econômicas e sociais, assim como as legislações que afetam o funcionamento da unidade. Essa habilidade é essencial para uma gestão eficaz, na medida em que permite ao gestor tomar decisões estratégicas e adaptar-se às demandas do mercado e da sociedade.

Portanto, conhecer exatamente sua função, colocar em prática suas habilidades e cultivar uma atitude positiva são ações vitais para o gestor conquistar bons resultados usando os recursos disponíveis no ambiente onde trabalha.

1.3 Processos administrativos

Após estudarmos conceitos relevantes para o gerenciamento de unidades de alimentação, vamos abordar algumas estratégias que contribuem para melhorar a eficiência da gestão em serviços desse segmento, as quais abrangem desde a utilização de tecnologias adequadas até a definição de políticas e orientações que garantam a qualidade e a segurança dos alimentos. Ressaltamos que estabelecer padrões de produtividade é fundamental para obter resultados consistentes e satisfatórios. Portanto, o conhecimento sobre gestão e os processos administrativos envolvidos é essencial para uma atuação sensata e bem-sucedida no setor.

Como vimos anteriormente, a administração de um serviço de alimentação demanda a promoção de ações com vistas a planejar, organizar, dirigir e controlar, com a finalidade de cumprir com os objetivos organizacionais. A melhoria contínua dessa atuação demanda que tais ações sejam monitoradas e constantemente revisadas, para que seja possível verificar se estão sendo adequadas ao processo.

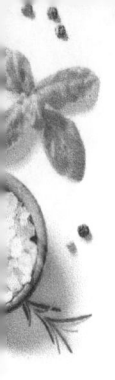

No Quadro 1.1, a seguir, apresentamos as características aplicadas às ações citadas anteriormente e em seguida, incluímos uma descrição pormenorizada de cada uma delas.

Quadro 1.1 – Características aplicadas às ações administrativas

Ação	Conceito	Na prática
Planejar	Busca antecipar todas as etapas necessárias para que um objetivo específico seja implementado e alcançado.	Ter clareza de qual é o objetivo a se atingir e responder às perguntas: 1. O que fazer? 2. Como fazer? 3. Quando fazer? 4. Quem irá fazer? 5. Quanto custará fazer?
Organizar	Consiste em antecipar os detalhes e se preparar para que as atividades sejam executadas simultaneamente.	Tornar a área física em condições adequadas à necessidade de uso; certificar-se de que os equipamentos foram instalados e devidamente testados; contratar, distribuir e treinar adequadamente os funcionários; comprar e armazenar corretamente os insumos; manter a documentação em ordem etc.

(continua)

(Quadro 1.1 – conclusão)

Ação	Conceito	Na prática
Dirigir	Trata-se de exercer a liderança estimulando os colaboradores a executar o que foi anteriormente planejado para atingir os objetivos.	Ter clareza e compreensão da finalidade e do objetivo do local; orientar os colaboradores em relação a o que fazer e a como fazer; acompanhar os processos; checar e controlar as ações promovidas.
Controlar	É o ato de monitorar e supervisionar a execução das atividades conforme o plano estabelecido, com o objetivo de reduzir falhas, evitar erros, corrigir imperfeições e prevenir reincidências.	Estabelecer padrões para avaliar e controlar os processos, tais como: padrões de qualidade; padrões de quantidade; padrões de tempo; padrões de custo.

Fonte: Elaborado com base em Antunes; Bosco, 2019.

- **Planejar**: trata-se da definição de metas e objetivos, bem como da elaboração de estratégias e ações para alcançá-los. Dito de outra forma, é a etapa em que o gestor deve estabelecer os recursos necessários, tais como a equipe, os insumos, os equipamentos e o orçamento, de maneira a atender às necessidades dos clientes e atingir a eficiência operacional. Nesse sentido, precisamos considerar que o planejamento é uma função administrativa presente em todos os níveis da operação, podendo ser classificado em três níveis:
  - planejamento estratégico – direcionado para projeções de longo prazo, abarca todos os recursos e áreas do local;
  - planejamento tático – direcionado para projeções de médio prazo, incluindo departamentos ou setores, está diretamente vinculado ao planejamento estratégico;

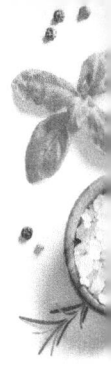

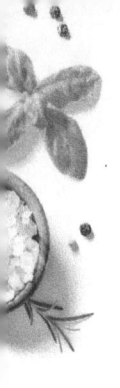

- **planejamento operacional** – direcionado para projeções de curto prazo, envolve tarefas específicas e metas isoladas da operação.

- **Organizar**: diz respeito à estruturação do serviço e engloba fatores como distribuir as atividades e responsabilidades entre os integrantes da equipe, estabelecer os fluxos de trabalho e definir como alocar os recursos disponíveis. Desse modo, é importante criar uma estrutura organizacional clara e eficiente para garantir o bom funcionamento do local.
- **Dirigir**: abrange a liderança e a motivação da equipe para a obtenção dos objetivos definidos na fase de planejamento. Assim, o gestor deve conduzir e orientar os colaboradores, estimulando a cooperação e a produtividade. A liderança eficaz é fundamental para manter a equipe engajada e alinhada às metas da unidade.
- **Controlar**: consiste em monitorar o desempenho do serviço em relação ao planejamento. Para auxiliar desse processo, é possível aplicar as ferramentas gerenciais, as quais incluem o acompanhamento de indicadores de desempenho, a análise de resultados, a identificação de desvios e a tomada de medidas corretivas, quando necessário. O controle é crucial para garantir que a unidade esteja na direção certa e para corrigir possíveis problemas antes que estes se tornem mais graves. O controle e o planejamento estão intrinsecamente relacionados, a tal ponto que, por vezes, é desafiador delinear onde um termina e o outro começa. Enquanto o planejamento antecipa ações e se mantém passivo até a execução, o controle é uma atividade ativa, que busca manter o planejamento de acordo com seu curso inicial.

Essas são as principais funções do gestor de um serviço de alimentação, e seu bom desempenho nessas áreas é fundamental para o sucesso e a eficiência do empreendimento.

1.3.1 Ferramentas de gestão

Agora que já apresentamos os conceitos atrelados aos processos administrativos inerentes à função do gestor de serviços de alimentação, vamos abordar algumas ferramentas desenvolvidas para tornar tais processos mais claros e de fácil implementação.

Embora sejam variadas e se apliquem a diferentes áreas da gestão, cada ferramenta gerencial tem um propósito específico, e sua escolha e aplicação dependem do contexto, dos objetivos da organização e das necessidades do momento. A utilização adequada dessas ferramentas proporciona uma visão mais ampla dos processos, a identificação de oportunidades de melhoria, a solução de problemas, a tomada de decisões embasadas em dados e, com efeito, um desempenho mais eficiente e eficaz na gestão do negócio ou unidade. Cabe ao gestor conhecer e aplicar a ferramenta ou técnica de gerenciamento mais adequada ao seu ambiente organizacional.

Algumas das principais ferramentas gerenciais incluem:

- 5W2H (*what, why, where, when, who, how, how much*);
- análise SWOT (*strengths, weaknesses, opportunities, threats*);
- ciclo PDCA (*plan, do, check, act*);
- matriz GUT (gravidade, urgência, tendência);
- indicadores de desempenho;
- fluxogramas etc.

Porém, para aplicar essas ferramentas, o gestor deverá, primeiramente, fazer uma análise da situação atual da unidade, identificando seus pontos fortes e fracos, suas oportunidades e ameaças.

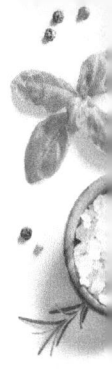

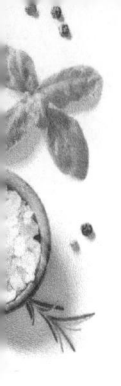

Em seguida, será preciso definir metas e objetivos claros e criar um plano de ação para alcançá-los. Ademais, durante a execução das ações, é fundamental monitorar os indicadores de desempenho para verificar se as metas estão sendo alcançadas. Caso sejam identificados problemas ou desvios, o ciclo PDCA pode ser utilizado a fim de corrigir as falhas e aprimorar os processos.

Quando as ferramentas gerenciais são usadas corretamente, proporciona-se uma gestão mais eficiente e com maior controle sobre as atividades, permitindo tomar decisões mais embasadas e, consequentemente, obter resultados mais satisfatórios para o serviço e os clientes.

5W2H

O 5W2H consiste em uma ferramenta gerencial simples, eficiente e bastante usada para planejar e executar ações de maneira mais clara, completa e organizada, auxiliando na garantia de que todos os aspectos importantes de uma atividade estejam bem definidos e alinhados. Ela pode ser aplicada em diversos contextos, desde o planejamento de projetos até a execução de atividades rotineiras.

Cada letra do 5W2H representa uma pergunta que deve ser respondida para que seja possível estabelecer as principais informações relacionadas a uma atividade ou um projeto:

- **What? (O quê?):** refere-se à definição clara do que será realizado. É importante estabelecer o objetivo ou a atividade de forma precisa e detalhada.
- **Why? (Por quê?):** indica a justificativa ou o propósito da ação. É fundamental entender os motivos pelos quais a atividade está sendo realizada e como ela contribui para os objetivos maiores.
- **Where? (Onde?):** determina o local ou o ambiente no qual a atividade será realizada.

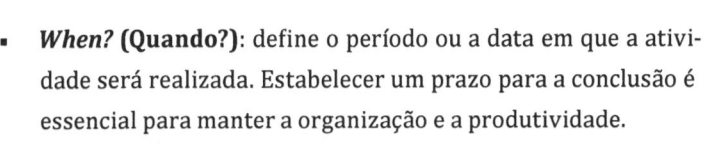

- **When? (Quando?)**: define o período ou a data em que a atividade será realizada. Estabelecer um prazo para a conclusão é essencial para manter a organização e a produtividade.
- **Who? (Quem?)**: identifica as pessoas ou equipes responsáveis pela execução das tarefas. Deve-se designar claramente os envolvidos e suas responsabilidades.
- **How? (Como?)**: diz respeito ao plano de ação e às estratégias que serão adotadas para executar a atividade. É necessário descrever detalhadamente os passos a serem seguidos.
- **How much? (Quanto?)**: envolve a definição dos recursos necessários, como custos, materiais e pessoal.

Análise SWOT ou Fofa

A análise SWOT (*strenghts, weaknesses, opportunities, threats*) – em português, matriz Fofa (forças, oportunidades, fraquezas e ameaças) – é uma ferramenta que avalia os pontos fortes e os pontos fracos, assim como as oportunidades e ameaças do serviço. Isso permite ao gestor ter uma clara visão dos cenários interno e externo, a fim de traçar estratégias mais adequadas. Para o ambiente interno, consideramos as forças e fraquezas do local, e para o ambiente externo, as oportunidades e ameaças do mercado.

Ciclo PDCA (*plan, do, check, act*)

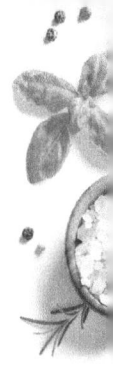

O ciclo PDCA representa uma ferramenta de gestão amplamente utilizada para melhorar processos, alcançar metas e promover a melhoria contínua em organizações. Trata-se de um valioso recurso que oferece ao gestor um modelo para guiar as atividades de planejamento, execução e controle. É composto por quatro etapas sequenciais, sendo que cada uma é representada por uma letra, de acordo com o que significa:

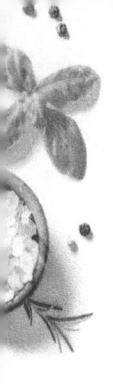

- *Plan* **(planejar)**: essa etapa envolve a identificação do problema ou da oportunidade de melhoria, bem como o estabelecimento de metas claras e objetivas, além da definição das estratégias, dos recursos e das ações necessários para atingir os resultados esperados.
- *Do* **(fazer)**: nesta etapa, as ações anteriormente traçadas são colocadas em prática. É o momento de executar as atividades de acordo com o planejado, reunindo dados e informações que serão relevantes para a sequência do ciclo.
- *Check* **(verificar)**: nessa etapa, os resultados das ações realizadas são avaliados e comparados com as metas estabelecidas; além disso, os dados coletados durante a execução são analisados com o objetivo de verificar se as ações foram efetivas e se os resultados obtidos foram satisfatórios.
- *Act* **(agir)**: etapa em que, com base na análise dos resultados, são identificados os pontos fortes e as oportunidades de melhoria.

Ressaltamos que o ciclo PDCA é contínuo e cíclico, ou seja, a etapa "agir" sempre se conecta novamente com a etapa "planejar", permitindo que as melhorias sejam constantemente incorporadas ao processo. Essa abordagem iterativa e sistemática auxilia na busca pela excelência operacional, promove a aprendizagem organizacional e aperfeiçoa continuamente os processos e resultados do serviço de alimentação.

Matriz GUT

A matriz GUT é uma ferramenta de gestão que auxilia na priorização de problemas, questões ou tarefas com base em três critérios:

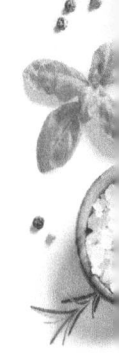

gravidade, urgência e tendência. Desse modo, ela proporciona a identificação e o direcionamento de esforços para os problemas mais relevantes e urgentes, contribuindo para a alocação eficiente de recursos e a tomada de decisões segundo dados objetivos.

Os elementos associados a essa ferramenta estão descritos a seguir:

- **Gravidade (G)**: avalia a importância ou o impacto do que está sendo avaliado. Quanto mais grave for o impacto, maior será a pontuação atribuída.
- **Urgência (U)**: refere-se ao tempo disponível para resolver o problema ou realizar a tarefa. Os problemas que exigem ação imediata recebem maior pontuação neste critério.
- **Tendência (T)**: analisa se a situação tende a piorar ou melhorar com o tempo. Se a tendência de um cenário é de piora, essa identificação aumenta a importância da resolução.

Cada critério é avaliado em uma escala numérica de 1 a 5, em que 1 representa baixa gravidade, urgência ou tendência, e 5 representa alta gravidade, urgência ou tendência. Após a atribuição das notas para cada critério, é calculado o valor GUT multiplicando-se os três valores (G x U x T). Quanto maior for o valor GUT, maior será a prioridade da ação necessária.

Indicadores de desempenho

Ferramentas fundamentais na gestão de serviços de alimentação, os indicadores de desempenho consistem em medidas quantitativas ou qualitativas que permitem avaliar o progresso da organização em relação às metas e aos objetivos previamente estabelecidos. Portanto, a análise desses indicadores revela a eficácia e a eficiência dos procedimentos de trabalho, refletindo o modo como as atividades estão sendo realizadas.

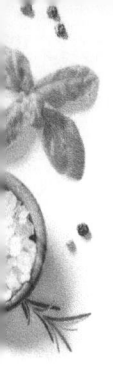

Não por acaso, os indicadores de desempenho devem ser escolhidos de forma estratégica e alinhada aos objetivos da unidade. Ainda, é importante que sejam mensuráveis, relevantes e confiáveis, além de serem regularmente atualizados e utilizados como ferramentas contínuas de melhoria e excelência nos serviços prestados.

Por serem métricas que permitem monitorar o desempenho da unidade, é possível tomar decisões estratégicas a partir desses indicadores.

Exemplos de indicadores utilizados em serviços de alimentação incluem:

- satisfação dos clientes com a qualidade dos serviços prestados;
- cumprimento dos padrões nutricionais e sanitários;
- taxa de desperdício de alimentos;
- eficiência dos processos de preparo e distribuição de refeições;
- controle de custos e despesas;
- nível de capacitação e treinamento da equipe etc.

Fluxogramas

Fluxogramas são diagramas que representam graficamente os processos da unidade, mostrando as etapas e os responsáveis por cada atividade. Eles têm o objetivo de tornar os processos mais compreensíveis e visíveis, facilitando a identificação de limitações, desperdícios, retrabalhos e oportunidades de melhoria.

Sendo assim, consistem em uma forma eficaz de documentar e informar sobre a realização das atividades, apresentando a sequência de etapas, os materiais que entram ou saem durante o fluxo, as decisões que devem ser tomadas e as pessoas envolvidas, contribuindo para assegurar a padronização e a qualidade dos processos.

1.4 Controle e integração estrutural

Na gestão de serviços de alimentação, precisamos trabalhar integrando operações nas quais o planejamento, os procedimentos de compras, os contatos com fornecedores, a logística e as etapas de produção estão alinhados e interligados, para que o produto final seja entregue ao consumidor final de acordo com as expectativas. A esse respeito, é importante contar com o engajamento de todos os profissionais envolvidos no processo, pois não há gestão eficiente sem trabalho em equipe, harmonia e integração.

O objetivo principal na administração de um serviço de alimentação é alcançar o sucesso financeiro, proporcionando ao cliente um produto ou serviço que supere suas expectativas. Atingir essa meta demanda otimizar o uso dos insumos, melhorar o rendimento, planejar e controlar todas as etapas, reduzir desperdícios, produzir com eficiência e, assim, obter a lucratividade desejada. Contudo, para tanto, é crucial adotar uma gestão operacional eficiente, vinculada a um planejamento cuidadoso e adaptado às particularidades do local.

Segundo Nishio e Alves (2019), para garantir uma gestão operacional sólida e abrangente, existem três ações principais que devem ser tomadas pelo gestor:

- **Controlar os processos**: é crucial acompanhar o que foi planejado, produzido e comercializado. Se as atividades de produção e comercialização são conduzidas isoladamente, isto é, sem planejamento, podem acarretar o aparecimento de problemas no abastecimento ao cliente, bem como excedentes de produção.

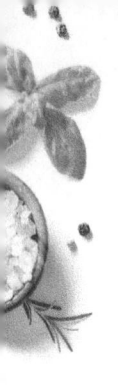

- **Integrar planejamento, produção e comercialização**: para um planejamento eficiente, isto é, que contenha o levantamento de todos os insumos necessários, conforme os cardápios programados para o serviço, faz-se necessário assegurar a precisão das fichas técnicas de preparo (FTPs). Uma FTP é um instrumento de padronização das preparações das unidades de alimentação e nutrição (UANs) que consiste em um formulário escrito para produzir um item alimentar em quantidade e qualidade específicas para determinado local. Isso envolve adquirir materiais com antecedência, garantindo quantidade, qualidade e custo adequados. Assim como em relação ao controle dos processos de produção, é essencial preparar a quantidade de alimentos planejada para comercialização, respeitando-se a demanda prevista. Da mesma forma, na comercialização (vendas, distribuição e marketing), é importante compartilhar as informações com a produção, integrando, assim, todas as etapas do processo.

- **Otimizar os recursos materiais**: é imprescindível gerir os custos utilizando as FTPs, as quais devem ser revisadas periodicamente para que forneçam uma base sólida tanto para compras quanto para produção. A esse respeito, uma gestão eficaz das compras também se torna vital para a seleção criteriosa de fornecedores, identificando, escolhendo e manipulando os insumos de maneira mais eficiente.

O setor de alimentação depende fortemente de fornecedores confiáveis para operar de maneira eficiente. Isso porque a qualidade dos fornecedores impacta diretamente a satisfação do cliente e os custos operacionais do serviço de alimentação, sendo tão importante quanto o próprio cliente.

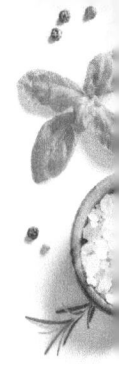

Nesse sentido, problemas frequentes de insatisfação dos consumidores, como desperdícios e variações no cardápio planejado, muitas vezes estão relacionados a fornecedores inadequados. Além disso, falhas na administração logística dos suprimentos podem resultar em estoques irregulares, falta de espaço de armazenamento e mudanças no cardápio devido à ausência de matéria-prima, afetando diretamente a qualidade das refeições e os custos operacionais da unidade, especialmente em relação alimentos perecíveis. Portanto, para garantir o sucesso e a qualidade do serviço oferecido, é fundamental estabelecer e manter uma relação de confiança e eficiência com os fornecedores.

Dessa forma, o controle e a integração das operações são fundamentais na gestão do serviço de alimentação, pois as etapas de planejamento, compras, logística, produção e comercialização estão intrinsecamente conectadas. Essa interligação não se limita ao gestor do local, já que também engloba colaboradores e clientes, promovendo um ambiente colaborativo e sinérgico. Ademais, por meio dessa integração, as atividades se tornam mais eficientes e alinhadas aos objetivos da unidade, o que, com efeito, contribui para a satisfação dos clientes e o sucesso operacional.

Simultaneamente, observa-se uma crescente exigência dos clientes quanto a fatores como saúde, responsabilidade social e ambiental. Tais preocupações têm sido priorizadas nas estratégias das organizações, impactando também os fornecedores. Diante desse contexto, o setor vem enfrentando desafios sociais, como a fome e a saúde pública precária, e ambientais, decorrentes da geração de resíduos, além de estar sujeito a diversas regulamentações.

No atual cenário dos serviços de alimentação, podemos constatar que os consumidores demandam que as empresas demonstrem eficiência, transparência e responsabilidade social na prestação dos serviços. Além disso, os avanços tecnológicos exigem um equilíbrio cada vez maior entre inovações, alimentação saudável e custos de produção.

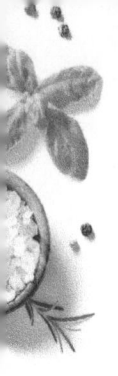

1.4.1 Gestão de serviços de alimentação

A gestão de serviços de alimentação integra diferentes modelos organizacionais, cada qual com características específicas e abordagens distintas. As modalidades de gestão são fundamentais para a oferta de serviços alimentares em diversos locais, como hospitais, escolas, empresas, restaurantes e outros estabelecimentos que fornecem refeições coletivas.

O segmento de alimentação coletiva abrange as refeições consumidas fora de casa, sendo esse um fenômeno em ascensão global – não há uma terminologia universalmente aceita para descrever completamente esse diversificado setor.

No Brasil, os estabelecimentos que trabalham com produção e distribuição de alimentos para coletividades são denominados *unidades de alimentação e nutrição* (UANs), sendo categorizados, com base em seu propósito, em alimentação comercial e em alimentação institucional.

O Conselho Federal de Nutricionistas (CFN, 2018) define a UAN como "unidade gerencial onde são desenvolvidas todas as atividades técnico-administrativas necessárias para a produção de refeições, até a sua distribuição para coletividades sadias e enfermas". Também, a Agência Nacional de Vigilância Sanitária (Anvisa) define que as UANs realizam atividades como:

> manipulação, preparação, fracionamento, armazenamento, distribuição, transporte, exposição à venda e entrega de alimentos

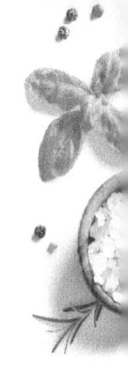

preparados ao consumo, tais como cantinas, bufês, comissarias, confeitarias, cozinhas industriais, cozinhas institucionais, delicatéssens, lanchonetes, padarias, pastelarias, restaurantes, rotisserias e congêneres. (Brasil, 2004)

Cabe salientar que a sigla UAN é utilizada para designar a unidade de trabalho ou o órgão que desempenha funções relacionadas à alimentação e nutrição. Quando a UAN está inserida em uma organização, ela é considerada um subsistema, ou seja, um departamento que se correlaciona com todos os outros. Nesse caso, pode tanto ser entendida como atividade-fim quanto atividade-meio, a depender do contexto e da relevância que possui para o objetivo principal da organização que a abriga.

Como atividade-fim, a UAN exerce uma função vital na principal missão da organização, ou seja, fornecer refeições e serviços alimentares como parte central de seu propósito.

Por exemplo, em hospitais e centros de saúde, a UAN é uma atividade-fim, pois a alimentação é um dos principais serviços prestados para a recuperação dos pacientes. Por outro lado, em algumas organizações, como nos refeitórios de empresas e indústrias, a UAN pode ser vista como atividade-meio, isto é, como suporte que auxilia no funcionamento da empresa (por atender às necessidades dos colaboradores e clientes), já que este não é seu objetivo principal.

De acordo com a quantidade de refeições produzidas por dia, os serviços de alimentação coletiva podem ser classificados da seguinte forma:

- **pequeno porte** – até 500 refeições/dia;
- **médio porte** – de 501 a 2.000 refeições/dia;
- **grande porte** – de 2.001 a 10.000 refeições/dia;
- **extraporte** – acima de 10.000 refeições/dia.

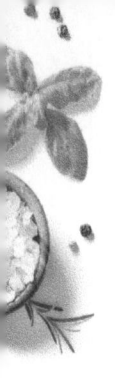

Em relação às modalidades de gestão de serviços de alimentação, três delas merecem destaque: autogestão, terceirização ou concessão e gestão mista.

Autogestão

Na modalidade de autogestão, a UAN é conduzida internamente pela própria instituição ou empresa responsável por sua manutenção. Isso implica que todas as etapas do processo, desde o planejamento até a execução das atividades, bem como os investimentos em infraestrutura e a manutenção das instalações físicas e equipamentos, são gerenciados pelos colaboradores da unidade.

Essa abordagem oferece maior controle sobre as operações e proporciona uma visão sistêmica de todas as etapas do serviço de alimentação e nutrição. No entanto, é importante ressaltar que, com a autogestão, toda a responsabilidade sobre qualquer quesito relacionado à UAN recai sobre a própria empresa, que nem sempre dispõe das devidas habilidades e competências para atuar no segmento.

Terceirização ou concessão

Na modalidade de concessão ou terceirização, há a formalização de um contrato entre a empresa e um terceiro para o fornecimento das refeições. Assim, a gestão da UAN é delegada a uma organização especializada em serviços de alimentação, a qual assume a responsabilidade por toda a operação da unidade, desde a contratação de pessoal até o planejamento do cardápio, a aquisição de insumos, a produção das refeições e a distribuição dos alimentos. Dessa maneira, o contratante pode direcionar o foco nas suas atividades principais, enquanto a empresa terceirizada tem o compromisso de garantir a alimentação adequada e de qualidade para os usuários.

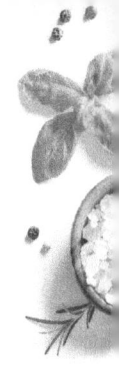

A terceirização dos serviços de alimentação é uma prática amplamente utilizada e vem ganhando destaque em diversos segmentos de alimentação coletiva, como restaurantes industriais e empresariais, hospitais, centros de saúde, instituições de ensino e estabelecimentos de longa permanência para idosos. Com a terceirização do serviço, de acordo com o espaço físico disponível na organização contratante, as refeições podem ser produzidas no local onde são servidas ou em uma cozinha central (espaço físico da contratada), caso em que são transportadas apenas para servimento e/ou finalização das preparações no espaço físico do contratante.

Essa prática permite que as empresas tenham acesso a serviços especializados, possibilitando maior eficiência e destreza na gestão da alimentação, além de ser uma opção interessante para otimizar os recursos e reduzir custos operacionais. No entanto, é fundamental que a contratante estabeleça critérios rigorosos de seleção e avalie criteriosamente os resultados e o desempenho do serviço prestado pela organização terceirizada, sempre visando à satisfação dos usuários e à qualidade dos alimentos fornecidos.

Gestão mista

Na gestão mista, encontramos uma combinação de elementos das modalidades anteriores. Nesse modelo, a UAN é administrada em parceria entre a instituição ou empresa contratante e a terceirizada. A abordagem busca aproveitar o conhecimento e a experiência da organização especializada em serviços de alimentação, ao mesmo tempo em que mantém o controle e a supervisão direta da contratante sobre as atividades da unidade.

Por meio dessa parceria, as duas partes atuam de forma complementar: enquanto a contratante pode ficar responsável pelas compras e pelo gerenciamento de alguns aspectos operacionais, a parte dos serviços, como o fornecimento de mão de obra, fica a cargo da terceirizada. Desse modo, a integração entre os dois gestores contribui para otimizar a gestão da UAN, unindo a *expertise* da contratada aos interesses e às necessidades específicas da contratante.

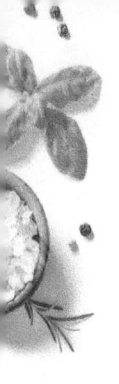

Ademais, a gestão mista oferece algumas vantagens, como a possibilidade de compartilhamento de responsabilidades, a utilização de recursos externos especializados e a busca por maior eficiência operacional. No entanto, é importante que as empresas envolvidas estabeleçam uma relação de confiança e definam claramente suas atribuições e responsabilidades para garantir o bom funcionamento da UAN e a qualidade do serviço prestado.

Cada modalidade de gestão apresenta vantagens e desafios próprios, e a escolha entre elas dependerá das necessidades e características específicas de cada serviço de alimentação. Portanto, a decisão precisa ser pautada pelo objetivo final, a fim de assegurar a oferta de refeições saudáveis, seguras e de qualidade, que atendam às expectativas dos clientes e promovam a satisfação de todos aqueles que fazem parte do processo.

1.5 O mercado da alimentação

Muito além da nutrição, o ato de comer abrange aspectos sociais, simbólicos e imaginários. Mudanças no comportamento alimentar envolvem compreensão, aceitação e respeito às formas de convívio com o alimento em diferentes fases da vida. O comportamento alimentar é um processo complexo que abrange desde a decisão até a ingestão, considerando fatores como disponibilidade, acesso, modo de preparo, utensílios e horários das refeições.

As atitudes alimentares relacionadas a crenças e emoções vinculadas aos alimentos variam de acordo com a diversidade geográfica, os hábitos regionais e os fatores sociais, a exemplo do local de preparo e do prestígio associado. Nas últimas décadas, no Brasil, o padrão alimentar passou por alterações notáveis, com redução no consumo de certos alimentos, como cereais e feijão, e aumento no consumo de ovos, leite e carnes, especialmente de aves. Essas transformações refletem mudanças socioeconômicas e culturais, impactando a gestão em serviços de alimentação, que precisa considerar tais padrões para atender às demandas dos consumidores e acompanhar as tendências comerciais.

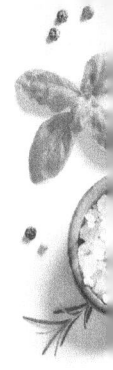

O mercado da alimentação apresenta uma diversidade de tipos de operações, sendo organizado em forma de redes ou estabelecimentos independentes. No Brasil, a divisão dos setores comporta duas frentes:

- **Institucional**: engloba restaurantes e serviços de alimentação voltados para indústrias, empresas, setores da saúde e da educação e espaços de entretenimento e atendimento em locais remotos. Além disso, inclui a alimentação para setores governamentais e serviços de *catering* aéreo para aviação.
- **Comercial**: inclui restaurantes comerciais, lanchonetes, redes de *fast food*, bares, hotéis, cafeterias, padarias, pizzarias, máquinas de venda automática, *food trucks*, serviços de *delivery*, entre outros.

Nos últimos anos, o mercado de consumo de alimentos fora de casa tem revelado um crescimento sólido e constante, impulsionado pelo fato de que as pessoas têm cada vez mais optado por fazer refeições em restaurantes, bares etc. Esse novo cenário contribui para a criação contínua de novos modelos de negócio. Assim, os gestores precisam compreender as particularidades de cada nicho para oferecer produtos e serviços que atendam às demandas e expectativas dos clientes. Além disso, a segmentação proporciona oportunidades de inovação e diferenciação, permitindo que os empreendimentos se destaquem em meio à concorrência e alcancem sucesso em suas operações.

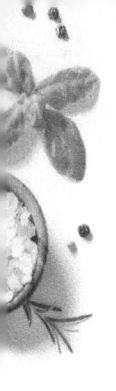

A esse respeito, uma das principais tendências observadas é o aumento da procura por alimentos saudáveis e naturais. Os consumidores têm buscado opções mais nutritivas, livres de aditivos químicos e com ingredientes de origem sustentável. Ainda, tem crescido cada vez mais o interesse das pessoas por alimentos focados para dietas específicas, como veganas, vegetarianas, para alergias e intolerâncias alimentares, entre outras, estimulando o desenvolvimento de produtos e serviços direcionados a esses públicos.

A preocupação com a origem dos alimentos também vem ganhando destaque. Os clientes têm atribuído maior valor à procedência dos produtos, à produção local e ao cultivo de orgânicos. Nesse sentido, empresas que adotam práticas sustentáveis e responsáveis ambientalmente tendem a conquistar a preferência do público.

Outra tendência importante refere-se à conveniência. A rotina acelerada de muitos consumidores tem contribuído para a expansão de serviços de alimentação rápida, como *take away* (as refeições são coletadas pelo cliente, para consumo em outro local), *delivery* (as refeições solicitadas são entregues no endereço combinado), *drive thru* (o cliente faz o pedido e recebe a refeição dentro do próprio veículo), *food trucks* (veículos móveis que preparam e comercializam uma ampla variedade de refeições, não se limitando a locais fixos) e aplicativos de entrega. A tecnologia tem sido aliada nesse aspecto, facilitando o acesso aos produtos e otimizando o processo de compra e entrega.

A busca por praticidade e comodidade levou a um aumento significativo no uso de aplicativos de entrega de alimentos prontos para consumo, especialmente após a pandemia de Covid-19, impulsionando o setor de alimentação comercial. Como consequência desse panorama, surgiu um crescente interesse relacionado a empreendimentos nessa área, o que deu origem às chamadas *dark kitchens* (também conhecidas como *ghost kitchens* e *restaurantes virtuais*), empresas de serviços de alimentação que atendem exclusivamente por entrega, por meio de pedidos por telefone ou *on-line*.

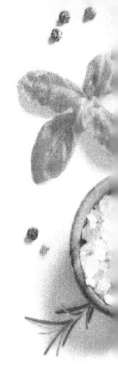

Para os serviços de alimentação, a procura pela inovação é imprescindível, já que acompanhar as transformações do mercado e buscar a diferenciação são passos essenciais para atender às demandas dos clientes. A esse respeito, apresentamos, no Quadro 1.2, as tendências da alimentação e algumas das principais características valorizadas pelos consumidores.

Quadro 1.2 – Tendências da alimentação e características valorizadas pelo consumidor

Tendências da alimentação	Características valorizadas
Sensorialidade e prazer	- Produtos com embalagem e *design* diferenciados. - Recuperação de culinárias regionais e tradicionais. - Valorização da culinária e da gastronomia. - Produtos com maior valor agregado (*gourmet, premium*). - Variação de sabores.
Saudabilidade e bem-estar	- Produtos para dietas específicas e alergias alimentares. - Produtos com aditivos e ingredientes naturais. - Alimentos de alto valor nutritivo agregado (funcionais). - Produtos orgânicos. - Produtos isentos ou com teores reduzidos de sal, açúcar e gorduras.

(continua)

(Quadro 1.2 – conclusão)

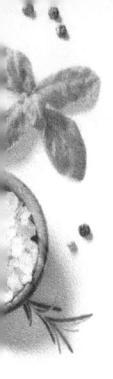

Tendências da alimentação	Características valorizadas
Conveniência e praticidade	- Pratos prontos e semiprontos. - Alimentos de fácil preparo. - Embalagens de fácil abertura, fechamento e descarte. - Produtos em pequenas porções. - Produtos adequados para consumo em diferentes lugares e situações. - Serviços e produtos de *delivery*.
Confiabilidade e qualidade	- Produtos com rastreabilidade e garantia de origem. - Processos seguros de produção e distribuição. - Certificados e selos de qualidade e segurança. - Rotulagem informativa. - Produtos com credibilidade de marca. - Produtos e serviços padronizados.
Sustentabilidade e ética	- Empresas com programas avaliados e certificados de responsabilidade socioambiental. - Produtos de baixo impacto ambiental. - Produtos associados ao bem-estar animal. - Embalagens recicláveis e recicladas. - Certificações e selos ambientais. - Processos produtivos sustentáveis.

Fonte: Elaborado com base em Ital, 2020.

Para saber mais

CHIAVENATO, I. **Introdução à teoria geral da administração**: uma visão abrangente da moderna administração das organizações. 10. ed. São Paulo: Atlas, 2020.

Essa obra oferece uma visão abrangente e atualizada da moderna administração das organizações. Na décima edição, o autor aprofunda conceitos essenciais e traz novas abordagens que refletem as tendências e os desafios contemporâneos do mundo corporativo. O conteúdo é estruturado para proporcionar uma compreensão clara e prática da evolução da administração, abordando temas como liderança, motivação, planejamento estratégico, cultura organizacional e responsabilidade social. Trata-se de uma leitura indispensável para aqueles que desejam aprimorar seus conhecimentos na área de administração. Por meio de exemplos práticos, estudos de caso e exercícios, Chiavenato promove *insights* valiosos para enfrentar os desafios de um ambiente de negócios dinâmico e em constante transformação, a exemplo do que ocorre em um serviço de alimentação.

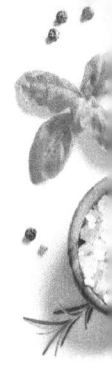

ITAL – Instituto de Tecnologia de Alimentos. **Brasil Food Trends 2020**. São Paulo: Fiesp; Campinas: Ital, 2010. Disponível em: <https://ital.agricultura.sp.gov.br/brasilfoodtrends/44/>. Acesso em: 27 jun. 2024.

A leitura do artigo indicado é fundamental para profissionais do setor de alimentos e bebidas que buscam se manter à frente das tendências do mercado. O texto explora os fatores populacionais que influenciam as escolhas alimentares e como empresários e gestores podem se adaptar às mudanças acarretadas por tais aspectos. Com uma abordagem baseada em informações estratégicas e confiáveis, a publicação consiste em uma base sólida para a inovação, algo de extrema relevância para garantir o sucesso em um mercado competitivo. O estudo reúne especialistas que mapearam as tendências globais e as adaptaram à realidade brasileira, identificando áreas de oportunidade para o setor alimentício, a fim de proporcionar uma boa compreensão do mercado, contribuindo para a criação de produtos e serviços que se destaquem e conquistem a confiança dos consumidores.

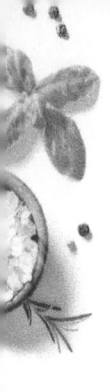

Síntese

No processo produtivo dos serviços de alimentação, todos os elementos estão intrinsecamente ligados e em contínuo movimento, resultando na transformação dos ingredientes em produtos finais. Cada sistema possui um método próprio de produção, que conta com tecnologias específicas, regulamentos adequados e padrões de produtividade que se harmonizam com sua realidade.

Nesse contexto, o gestor exerce uma função essencial, cuja eficiência demanda um profundo entendimento do segmento e das complexidades inerentes ao setor. Por meio de suas habilidades de planejamento, organização, controle e direção, esse profissional busca alcançar com êxito os objetivos traçados, aproveitando ao máximo as ferramentas gerenciais disponíveis. Devemos sempre nos lembrar de que o papel do líder é orientar, motivar e preparar as pessoas, fazendo com que se sintam parte integrante da empresa.

Além do mais, é evidente a importância do controle e da integração estrutural em todas as modalidades de gestão de serviços de alimentação – autogestão, terceirização e gestão mista. Independentemente do modelo adotado, a implementação eficaz de processos que estejam conectados e em sintonia é mandatória para garantir o funcionamento harmonioso e bem-sucedido da unidade, contribuindo para a excelência operacional e a satisfação dos clientes.

Sabemos que o mercado da alimentação está em constante evolução, impulsionado por tendências como a procura por alimentos saudáveis e sustentáveis, a conveniência, a rastreabilidade dos produtos e a inovação tecnológica. Por isso, nesse cenário dinâmico, manter-se atento às tendências e adaptar-se a elas é crucial para o gestor se destacar e obter sucesso.

Questões para revisão

1. Com base em sua experiência e nos conhecimentos adquiridos neste capítulo, cite três exemplos de ferramentas gerenciais que podem ser aplicadas pelo gestor para auxiliar no controle de um serviço de alimentação.

2. Conceitue a matriz GUT.

3. Assinale a alternativa que **não** apresenta exemplos de indicadores de desempenho de um serviço de alimentação:
   a) Satisfação dos clientes com a qualidade dos serviços prestados.
   b) Cumprimento dos padrões nutricionais e sanitários.
   c) Taxa de desperdício de alimentos.
   d) Eficiência dos processos de preparo e distribuição de refeições.
   e) Tempo de experiência profissional do gestor.

4. Ao abordarmos a temática "Controle e integração estrutural", observamos de que forma as operações realizadas em um serviço de alimentação refletem em sua estrutura de funcionamento. A esse respeito, assinale a alternativa correta:
   a) Na gestão de serviços de alimentação, precisamos trabalhar integrando operações, sabendo que as etapas de planejamento e compras são diferentes no processo e não impactam o produto final entregue ao cliente.
   b) A integração das operações tem papel crucial na gestão de serviços de alimentação, visto que as etapas de planejamento, compras, logística, produção e comercialização estão interligadas e são interdependentes.

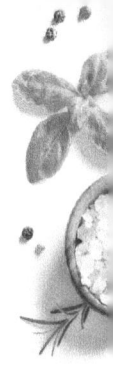

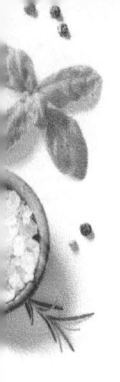

c) Para que o produto final seja entregue ao consumidor final de acordo com as expectativas, é necessário contar com o engajamento das equipes de vendas e produção. Os colaboradores envolvidos nas demais operações não interferem nesse quesito.

d) O objetivo principal de um serviço de alimentação é proporcionar ao cliente um produto e um serviço que superem suas expectativas, mantendo os objetivos de lucratividade secundários ao processo.

e) A integração das operações é secundária na gestão de serviços de alimentação, uma vez que a etapa de comercialização é independente das demais.

5. Considerando o atual mercado da alimentação, conforme as tendências que os consumidores têm priorizado em relação à aquisição de alimentos, assinale a alternativa correta:

a) Os consumidores priorizam alimentos saudáveis de grandes marcas conhecidas.

b) Os consumidores procuram por opções mais nutritivas, porém adicionadas de realçadores de sabor para melhorar a aceitação.

c) Alimentos com ingredientes de origem sustentável não são valorizados pelos consumidores.

d) Alimentos direcionados a dietas específicas e intolerâncias alimentares não despertam a atenção dos consumidores.

e) Entre os consumidores, cresce o interesse por alimentos direcionados a dietas específicas, como veganas, vegetarianas, para alergias e intolerâncias alimentares.

Questões para reflexão

1. Sabemos que, no processo administrativo, as ações *planejar* e *controlar* se relacionam a tal ponto que se torna até mesmo desafiador delinear onde uma termina e a outra começa. Em sua opinião, por que isso acontece na prática?

2. Reflita sobre em que medida a refeição oferecida a um indivíduo pode impactar seu desempenho profissional.

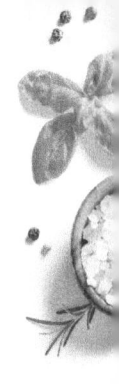

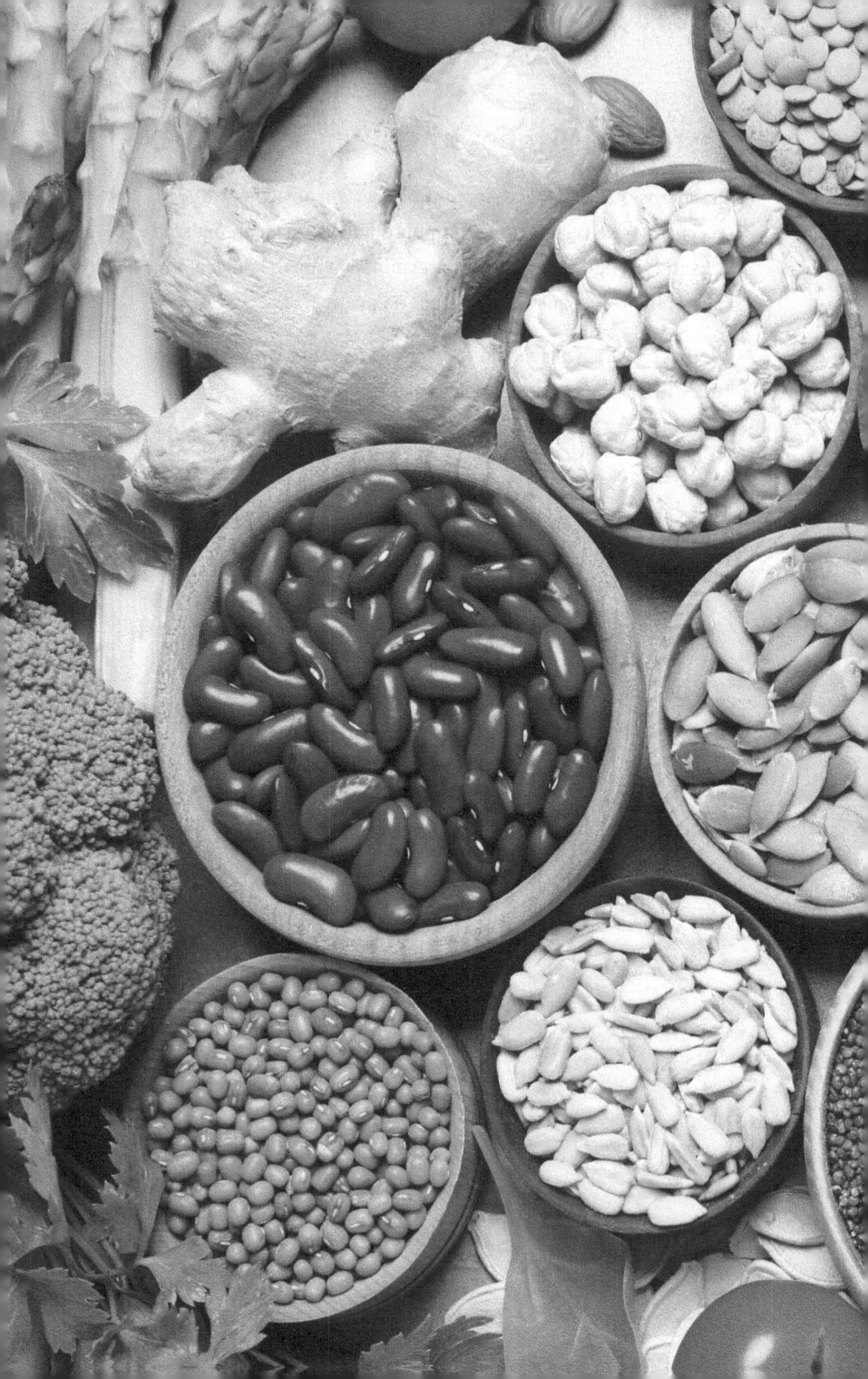

Capítulo 2
Elaboração de serviços de alimentação e nutrição

Elaine Cristine de Souza Martins

Conteúdos do capítulo:

- Elaboração e dimensionamento de serviços de alimentação.
- Planejamento de acordo com a modalidade do serviço.
- Sustentabilidade e gestão de resíduos.
- Gestão de pessoas em serviços de alimentação.
- Processos envolvidos na gestão de pessoas.

Após o estudo deste capítulo, você será capaz de:

1. compreender as etapas de planejamento e projeto de serviço de alimentação;
2. relacionar os fatores envolvidos no dimensionamento de serviço de alimentação;
3. refletir sobre as demandas de sustentabilidade para o setor;
4. reconhecer e valorizar o trabalho em equipe.

2.1 Elaboração e dimensionamento de serviços de alimentação

Antes de começarmos a elaborar o projeto de um serviço de alimentação, é importante considerar diversos aspectos cruciais. Um projeto bem planejado pode acarretar melhorias em aspectos como produtividade, qualidade dos produtos e serviços e segurança e conforto dos colaboradores, além de aprimorar a experiência dos clientes.

A esse respeito, o projeto pode abranger desde a criação de uma nova unidade até a reforma de instalações já existentes. No entanto, é fundamental entender se estamos começando do zero, com uma construção completamente nova, ou se já existe um estudo de demanda e viabilidade. Em se tratando de reformas, é necessário levar em conta a estrutura já existente, o que pode influenciar nos conceitos e decisões.

Todavia, para que o projeto seja eficiente, é essencial descrever todos os aspectos detalhadamente. O tipo de serviço a ser oferecido é determinante para estabelecer o espaço físico, assim como os locais que comportarão os equipamentos e os utensílios necessários.

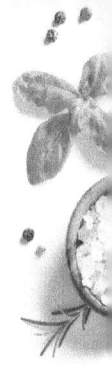

Sob essa perspectiva, o planejamento da instalação de um serviço de alimentação requer a colaboração de uma equipe multidisciplinar, composta por profissionais encarregados dos aspectos legais, administrativos, técnicos e operacionais. Assim, cada colaborador tem uma função vital para garantir a funcionalidade e a adequação das instalações, contemplando corretamente as áreas, assim como a possibilidade de ampliação futura. Nessa etapa inicial, a coleta minuciosa de informações resulta em economia de tempo e de recursos ao longo da operação, o que pode ser verificado na gestão otimizada da mão de obra, na eliminação de atividades pouco eficazes e na redução dos custos operacionais.

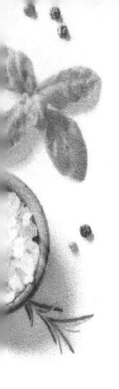

Diante do exposto, é mandatório compreender claramente os aspectos fundamentais de operação do local, tais como a previsão diária de atendimentos, a diversidade dos serviços prestados, a variedade de cardápios e a faixa de preço a ser cobrada. Esses aspectos cruciais devem obrigatoriamente ser ponderados para a criação de um serviço de alimentação bem-sucedido e eficiente.

2.1.1 Planejamento e projeto

Antes de planejar a implantação de um serviço de alimentação, é necessário realizar um estudo prévio de viabilidade, a fim de definir o produto a ser ofertado, o cliente em potencial, a perspectiva dos preços de venda, de faturamento e de crescimento, bem como a localização, o investimento necessário e o responsável pelo gerenciamento. Ademais, também são fatores primordiais desse processo a identificação dos concorrentes e a influência deles sobre o serviço/produto a ser oferecido, bem como a mensuração dos custos operacionais (diretos e indiretos) e da mão de obra necessária. Com todas as informações corretas, torna-se possível planejar e realizar o projeto com segurança para a posterior inserção do negócio.

Para a efetivação de um projeto, os aspectos de maior relevância dizem respeito aos ganhos de eficiência, os quais se refletirão na lucratividade. Independentemente da modalidade de serviço e do segmento de atuação, há conceitos básicos que podem ser contemplados no projeto de qualquer serviço de alimentação e que possibilitam reduzir o uso de energia elétrica e gás, bem como os custos com área física, equipamentos e funcionários.

Nessa ótica, apresentamos, a seguir, algumas noções consideradas de maior importância para um projeto de sucesso:

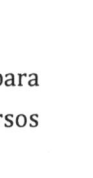

- **Sustentabilidade:** incorporar equipamentos e técnicas para a redução de desperdícios e o uso eficiente dos recursos disponíveis.
- **Circulação linear:** evitar interferências que aumentem a distância entre dois pontos, diminuir o risco de contaminação cruzada e otimizar a movimentação da equipe operacional.
- **Carros de transporte:** utilizar carros de transporte para multiplicar a capacidade de carga no deslocamento, em qualquer operação. Por exemplo, imagine uma pessoa transferindo manualmente uma pilha de pratos da cozinha para o *buffet* de servimento; agora, suponha que esse mesmo profissional conte com o auxílio de um carro de transporte (equipamento com rodas, próprio para armazenar pratos) que comporta centenas de pratos: ela pode se deslocar de um ambiente ao outro sem sobrecarga física.
- **Almoxarifado:** estabelecer uma área de armazenamento bem planejada, tanto para produtos secos como refrigerados, proporciona ganho de espaço físico e de eficiência energética.
- **Área de preparo:** garantir que cada área de preparo seja flexível e dimensionada para atender à demanda das operações, em variados turnos de trabalho, impedindo a ociosidade.
- **Área de cocção:** assegurar que a área de cocção seja funcional e prática e sempre esteja de acordo com o cardápio e os serviços oferecidos e abastecida com equipamentos adequados que possam ser utilizados em sua capacidade máxima, otimizando os recursos.
- **Compra de equipamentos:** prever a compra de equipamentos com bom custo-benefício e realmente necessários. No Quadro 2.1, a seguir, listamos alguns equipamentos necessários para a maioria dos serviços de alimentação.

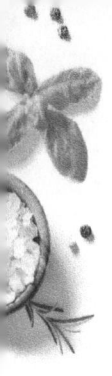

Quadro 2.1 – Relação de equipamentos necessários para a maioria dos serviços de alimentação

Tipo de equipamento	Descrição
Fogão industrial	Usado no preparo de alimentos em grande escala, com queimadores potentes e capacidade para múltiplos recipientes de cocção.
Forno combinado	Equipamento versátil que permite assar, cozinhar no vapor e grelhar alimentos, oferecendo precisão no controle de fatores como temperatura e umidade.
Geladeira comercial	Essencial para o armazenamento refrigerado de ingredientes perecíveis e produtos prontos, mantendo-os frescos e seguros para consumo.
Freezer	Utilizado para armazenar alimentos congelados, como carnes, peixes, legumes e sobremesas, preservando sua qualidade por longos períodos.
Lavadora de louças industrial	Equipamento de alta capacidade para a limpeza eficiente e higiene adequada de utensílios de cozinha, como panelas, pratos e talheres.
Exaustor	Fundamental para a remoção de fumaça, vapores e odores da cozinha, o que contribui para um ambiente de trabalho seguro e confortável para a equipe.
Chapa para grelhados	Usada para grelhar carnes, peixes, vegetais, entre outros, proporcionando um sabor característico de grelhado e uma superfície uniformemente cozida aos alimentos.
Fritadeira elétrica	Equipamento fundamental para fritar alimentos como batatas, salgados e petiscos, garantindo uma preparação rápida e uniforme.
Bancadas de preparo	Superfícies de trabalho espaçosas e resistentes, nas quais os alimentos são preparados, cortados e montados antes de serem cozidos ou servidos.
Processador de alimentos	Equipamento versátil que facilita o preparo de ingredientes, pois permite cortar, fatiar, ralar e triturar, agilizando o processo de preparação.

(continua)

(Quadro 2.1 – conclusão)

Tipo de equipamento	Descrição
Estufa para manter alimentos aquecidos	Utilizada para manter os alimentos aquecidos e prontos para servir durante períodos prolongados, preservando sua temperatura ideal.
Carrinho de transporte de alimentos	Equipamento móvel para transportar refeições prontas, bebidas e utensílios entre áreas de preparação e áreas de serviço ou para entrega aos clientes.
Termômetros de leitura rápida	Instrumentos essenciais para verificar rapidamente a temperatura dos alimentos, garantindo a segurança alimentar e a conformidade com os regulamentos.

É fundamental, no momento da elaboração do projeto, zelar pela harmonia e pela integração dos espaços, por isso, a escolha e a contratação de profissionais especializados são de grande valia. A formação de uma equipe multiprofissional que inclua arquitetos, engenheiros, nutricionistas, chefes de cozinha, entre outros profissionais, propiciará uma visão global das necessidades e a adoção de melhores soluções técnicas e econômicas. A respeito do exposto, observe, a seguir, alguns dos fatores de maior impacto no planejamento e na elaboração do projeto de serviços de alimentação (Monteiro, 2022):

- número de refeições diárias por tipo de refeição;
- número e tipo de população a que a refeição se destina;
- tipo de cardápio;
- instalações que serão utilizadas: gás, eletricidade, água e esgoto;
- nível de habilidade da mão de obra a ser contratada;
- capital a ser investido;
- localização física do projeto;
- localização territorial (tipo de região);
- utilização de produtos pré-processados;

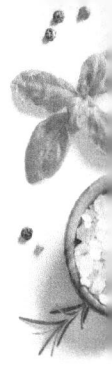

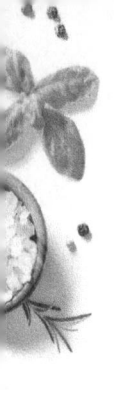

- tipos de equipamentos a serem adquiridos;
- legislação em vigor;
- finalidades multiuso para o espaço.

Resumidamente, de acordo com Silva Filho (1996, citado por Monteiro, 2022, p. 83-84), a confecção do projeto deve seguir as seguintes etapas:

i. **Estudo preliminar**: refere-se à realização do pré-dimensionamento das áreas que deverão compor o projeto e a criação de um *layout* do fluxograma operacional. Em caso de reforma, deve-se promover um diagnóstico da área e dos equipamentos por meio da situação atual.

ii. **Dimensionamento do sistema**: diz respeito à setorização das estações de trabalho, com o cálculo das áreas e da capacidade de equipamentos.

iii. **Seleção de equipamentos**: trata-se da definição das quantidades e dos tipos de equipamentos necessários.

iv. **Planta de pontos**: após determinar os equipamentos, torna-se necessário estabelecer os pontos nos quais eles serão utilizados, assim como a demanda de água quente e fria, energia elétrica, gás, vapor e esgoto. Também envolve o dimensionamento do sistema de exaustão, da central térmica de vapor e do local para o gás.

v. **Memorial descritivo**: objetivamente, vincula-se à descrição de todo o processo adotado para o projeto a fim de facilitar o desenvolvimento dos itens restantes.

vi. **Projeto executivo**: refere-se à elaboração dos projetos para a execução da obra de acordo com todas as informações anteriores: planta baixa com a indicação de todas as áreas; *layout* dos equipamentos distribuídos; planilha com a descrição de equipamentos, dimensões, capacidades e consumos; planta de pontos técnicos; planta de cortes, elevações e detalhes de cada área; projetos complementares, como câmaras frigoríficas, sistema de exaustão e ventilação, sistema elétrico, água, esgoto, gás etc.; cronograma físico-financeiro da obra.

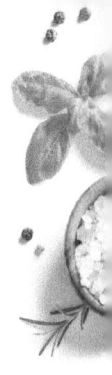

2.1.2 Dimensionamento

O dimensionamento de áreas e setores de uma unidade de alimentação e nutrição (UAN) hospitalar pode ser realizado de acordo com o número de leitos do hospital. A esse respeito, o Ministério da Saúde (1974) recomenda os seguintes índices:

- até 50 leitos – 1,50 m² por leito;
- de 51 a 150 leitos – 1,20 m² por leito (com área mínima de 75 m²);
- mais de 150 leitos – 1,00 m² por leito (com área mínima de 180 m²)

Por sua vez, a RDC n. 50/2002, complementada pela RDC n. 307/2002 (Brasil, 2002a; 2002c), considera o dimensionamento da área de produção e distribuição de refeições no ambiente hospitalar em conformidade com a quantidade de refeições por turno, apresentando as dimensões mínimas segundo a especificação a seguir (excluindo o refeitório):

- até 200 refeições por turno – 0,45 m² por refeição;
- 201 a 400 refeições por turno – 0,30 m² por refeição;
- 401 a 800 refeições por turno – 0,18 m² por refeição;
- acima de 800 refeições por turno – 0,16 m² por refeição.

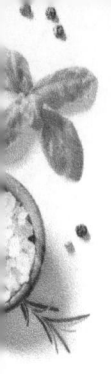

A distribuição entre os setores deverá se apresentar com as seguintes dimensões:

- Refeitório: 1 m² por comensal;
- Área para lavagem e guarda de panelas: 3 m²;
- Área para recepção, lavagem e guarda de carrinhos: 3m²;
- Copa: 2,6 m² com dimensão mínima igual a 1,15 m.

Nas tabelas 2.1, 2.2 e 2.3, a seguir, acompanhe alguns índices utilizados como referência para o cálculo do dimensionamento das áreas.

Tabela 2.1 – Índices para o dimensionamento de áreas para unidades não hospitalares[1]

Nº de refeições	m² por pessoa
250	0,80
500	0,80
600	0,75
700	0,72
800	0,70
900 a 1000	0,60
Acima de 1000	0,50

Fonte: Lanzillotti, citado por Teixeira et al., 2010, p. 103.

---

1 É possível ainda proceder à adaptação da área de acordo com o padrão do cardápio oferecido. Por exemplo: cardápios básico e intermediário: acrescentar 5%; cardápio superior: acrescentar 10%.

Tabela 2.2 – Percentuais para a setorização de serviços de alimentação com base na área total

Estoque	10 a 12%
Preparo das refeições	16 a 20%
Higiene e limpeza	6 a 8%
Distribuição das refeições	45 a 48%
Administração	12%

Fonte: Elaborado com base em Teixeira et al., 2010.

Tabela 2.3 – Percentuais para a setorização de serviços de alimentação

Administração e estoque	Percentagem da área total
Recepção	5%
Despensa geral	7%
Câmara frigorífica	8%
Administração/gerência	4%
Vestiários e sanitários	8%
Depósito de materiais de limpeza	2%
Total	**34%**
Cozinha geral	**Percentagem da área total**
Controle – Nutricionista	4%
Seleção e lavagem de cereais; Pré-preparo de legumes e vegetais; Carnes, massas, sobremesas e sucos	20%
Despensa diária	3%
Copa "suja"	3%
Copa de lavagem de panelas	4%
Câmara de lixo	3%
Preparação de dietas/Cocção	15%
Total	**52%**

(continua)

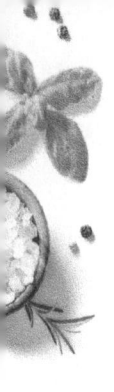

(Tabela 2.3 – conclusão)

Refeitório	Percentagem da área total
Distribuição (Copa de garçons, Área para balcões térmicos, Área p/ esteira mecanizada, Área para cafeteria, Área para balcões térmicos circulares, Sala de refeições)	7%
Copa de cafezinho e copas auxiliares	2%
Área para preparação de dietas, carros, copas para lavagem de louças, sanitários de clientes	5%
Total	14%
Total geral	100%

Fonte: Silva Filho, 1996, p. 127.

2.1.3 Embasamento legal

No Brasil, existem bases legais que definem as exigências e os requisitos necessários para os serviços de alimentação. Em escala federal, o principal documento norteador é a Resolução da Diretoria Colegiada (RDC) n. 216, de 15 de setembro de 2004, que "dispõe sobre Regulamento Técnico de Boas Práticas para Serviços de Alimentação" (Brasil, 2004). Cabe indicar também a RDC n. 275, de 21 de outubro de 2002, a qual dispõe

> sobre o Regulamento Técnico de Procedimentos Operacionais Padronizados aplicados aos Estabelecimentos Produtores/ Industrializadores de Alimentos e a Lista de Verificação das Boas Práticas de Fabricação em Estabelecimentos Produtores/ Industrializadores de Alimentos. (Brasil, 2002b)

Ademais, recomendamos a consulta às normas regulamentadoras n. 8, n. 17, n. 23 e n. 24, publicadas pelo Ministério do Trabalho, assim como à ABNT NBR 9050, de 3 de agosto de 2020 (ABNT, 2020), além das instruções técnicas do Corpo de Bombeiros do estado em que o serviço de alimentação está instalado.

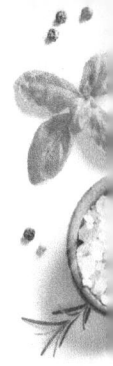

Para UANs hospitalares, podemos utilizar como referência a RDC n. 307, de 14 de novembro de 2002, que complementa a RDC n. 50, de 21 de fevereiro de 2002 (Brasil, 2002a), ao aprovar o "Regulamento Técnico para planejamento, programação, elaboração e avaliação de projetos físicos de estabelecimentos assistenciais de saúde"(Brasil, 2002c), bem como a Portaria SVS/MS n. 326, de 30 de julho de 1997, que aprova o Regulamento Técnico sobre as "Condições "Higiênicos-Sanitárias e de Boas Práticas de Fabricação para Estabelecimentos Produtores/Industrializadores de Alimentos" (Brasil, 1997).

Na esfera internacional, destaca-se o código alimentar publicado no Brasil em 2006 e divulgado pela Organização das Nações Unidas para Alimentação e Agricultura (FAO, do inglês *Food and Agriculture Organization of the United Nations*), intitulado *Codex Alimentarius: higiene dos alimentos – textos básicos* (Opas, 2006).

Em âmbito distrital, algumas legislações podem ser usadas como referência para a adequação dos serviços de alimentação. Por exemplo, no Distrito Federal, a Instrução Normativa Divisa/SVS n. 4, de 15 de dezembro de 2014 (Distrito Federal, 2015), e no Estado de São Paulo, a Portaria CVS 5, de 19 de abril de 2013 (São Paulo, 2013), as quais aprovam o regulamento técnico sobre boas práticas para estabelecimentos comerciais de alimentos e serviços de alimentação e o roteiro de inspeção.

2.2 Planejamento de acordo com a modalidade do serviço

Os serviços de alimentação se apresentam nas mais variadas modalidades de atuação, razão pela qual é importante reconhecer as nuances específicas de cada setor atendido. Segmentos como o hospitalar, empresarial, escolar, comercial, prisional, hoteleiro, bem como os relacionados a eventos e *catering*, além de instituições de longa permanência, possuem diferentes demandas alimentares. Portanto, devemos considerar cuidadosamente tais particularidades para garantir que as refeições não apenas atendam às necessidades nutricionais, mas também estejam alinhadas às expectativas e restrições únicas de cada grupo, promovendo a eficiência operacional e uma implementação bem-sucedida do serviço de alimentação.

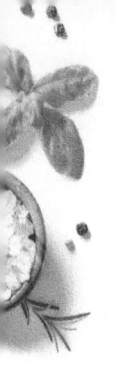

A esse respeito, observe, no Quadro 2.2, algumas características arquitetônicas de acordo com a modalidade de serviço.

Quadro 2.2 – Características arquitetônicas aplicadas aos serviços de alimentação

Modalidade de serviço	Características arquitetônicas
Hospitalar	- Projeto de cozinha industrial com áreas distintas para o preparo de dietas específicas, garantindo a segurança e o controle adequado da possibilidade de ocorrer contaminação cruzada. - Incorporação de sistemas de ventilação e exaustão eficientes para controlar odores e manter a qualidade do ar em áreas sensíveis, como a cozinha dietética e os lactários. - Instalação de carrinhos térmicos e elevadores de carga para facilitar a distribuição de refeições para os diferentes setores do hospital. - Dimensionamento adequado das copas de apoio próximas às unidades de internação, considerando o fluxo de pacientes e a capacidade de armazenamento de alimentos e utensílios.

(continua)

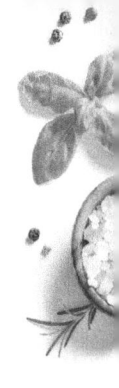

(Quadro 2.2 – continuação)

Modalidade de serviço	Características arquitetônicas
Catering aéreo	- Projeto de cozinha industrial com *layout* linear e fluxo de produção eficiente para garantir o preparo rápido e simultâneo de uma grande quantidade de refeições. - Incorporação de sistemas de refrigeração e congelamento rápido para asseverar a qualidade e a segurança alimentar durante o transporte aéreo. - Instalação de áreas de armazenamento refrigerado próximo aos pontos de embarque para facilitar o acesso às refeições antes do embarque nos aviões.
Cozinhas de hotéis	- Adaptação do projeto arquitetônico do restaurante do hotel para acomodar a cozinha industrial, garantindo a integração com o setor de alimentos e bebidas e a eficiência operacional. - Dimensionamento adequado da área de produção e preparo para atender à demanda do restaurante, café da manhã e serviço de quarto. - Projeto de copas e áreas de estoque estrategicamente localizadas para otimizar o fluxo de trabalho e minimizar o tempo de espera entre o pedido e a entrega das refeições.
Restaurantes institucionais	- Projeto de cozinha industrial com *layout* modular e flexível para se adaptar às diferentes demandas de refeições ao longo do dia, das pequenas (café da manhã, lanches etc.) às grandes refeições (almoço, jantar e ceia). - Incorporação de áreas de serviço e distribuição bem planejadas para otimizar o fluxo de trabalho e evitar congestionamentos durante os horários de pico, assim como o cruzamento de processos. - Uso de materiais de revestimento duráveis e de fácil limpeza para atestar a conformidade com as normas sanitárias e a manutenção da higiene nas instalações.

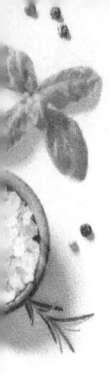

(Quadro 2.2 – conclusão)

Modalidade de serviço	Características arquitetônicas
Restaurantes comerciais	- Projeto arquitetônico com foco na experiência do cliente, incluindo um *layout* aberto e convidativo que promova a interação entre os consumidores e a equipe de cozinha. - Incorporação de áreas de preparo à vista dos clientes para criar uma atmosfera de transparência e confiança na qualidade dos alimentos. - *Design* de interiores que reflita a identidade da marca e crie uma atmosfera acolhedora e agradável para os clientes, incentivando a permanência e o retorno ao estabelecimento.
Ambientes escolares	- Projeto de cozinha industrial com *layout* funcional e eficiente para atender à demanda de refeições para um grande número de alunos em curtos períodos de tempo. - Incorporação de áreas de preparo separadas para atender às diferentes faixas etárias e necessidades dietéticas dos alunos, incluindo necessidades alimentares especiais. - Utilização de cores e elementos visuais lúdicos e educativos no ambiente escolar para fomentar escolhas alimentares saudáveis e estimular a participação dos alunos no processo de refeição.

Em hospitais, a produção de refeições muitas vezes ocorre em um mesmo espaço, com uma área destinada à cozinha dietética para o preparo de dietas modificadas. Nesses ambientes, o serviço de alimentação abrange colaboradores, funcionários, visitantes e pacientes, com entregas programadas para os acamados e refeitório à disposição para os demais. Ainda, máquinas de venda automática podem ser instaladas para serem acessadas em outros horários. Para a entrega das refeições, é necessário utilizar carrinhos. Além disso, as copas de apoio próximas às unidades de internação seguem os padrões da UAN hospitalar. Já os lactários, quando presentes, incluem sala de limpeza, preparo e antessala, com espaço calculado conforme o número de berços ou leitos da pediatria.

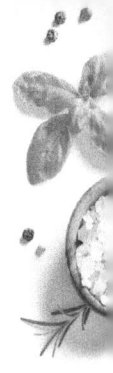

Por sua vez, comumente localizado próximo ou dentro dos aeroportos, o *catering* aéreo se destaca pela particularidade do transporte alimentar, exigindo veículos adequados segundo as normas sanitárias da Agência Nacional de Vigilância Sanitária (Anvisa). Esse serviço complexo engloba uma ampla variedade de preparações e segue um fluxo linear de produção, sem setores distintos. A ênfase recai na necessidade de resfriamento rápido das refeições após o preparo, com setores específicos para pratos quentes e frios na área de produção

Na hotelaria, as cozinhas, integradas ao setor de alimentos e bebidas, seguem estruturas semelhantes às de outros restaurantes, alinhando-se à classificação do hotel para oferecer serviços adequados. Restaurantes institucionais, voltados para empresas, demandam uma localização central de fácil acesso a fim de otimizar o tempo de intervalo dos trabalhadores. Já os restaurantes comerciais em áreas urbanas buscam proximidade com locais movimentados, muitas vezes adotando estruturas verticais, enquanto os situados em bairros priorizam amplo estacionamento e acessibilidade.

Em ambientes escolares, o serviço de alimentação é preferencialmente posicionado no térreo, próximo ao corredor central, proporcionando flexibilidade na oferta de diversos serviços conforme a demanda local. Quanto aos locais que produzem refeições, é essencial contar com um sistema de ventilação eficiente, evitando que os odores da preparação cheguem às salas de aula.

Independentemente da modalidade do serviço apresentado, o ambiente do local constitui fator de extrema importância, na medida em que impacta diretamente a produção e a qualidade dos serviços. Nesse sentido, é fundamental que a iluminação seja uniforme e natural, proveniente de aberturas correspondentes a 1/5 ou 1/4 da área do piso. A luz natural é economicamente vantajosa e agradável, todavia, é preciso evitar que ela incida diretamente nas superfícies de trabalho, a fim de proteger os alimentos e os equipamentos refrigerados (Rego; Teixeira, 2010).

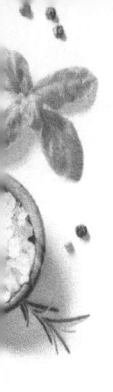

A ventilação adequada também é crucial para garantir o conforto térmico e a renovação do ar, evitando o acúmulo de fumaça, gordura e vapores. Nas UANs, o conforto térmico pode ser obtido mediante a circulação natural do ar ou com o auxílio de exaustores. A manutenção da temperatura entre 22 e 26 ºC, juntamente com uma umidade relativa de 50 a 60%, propicia um ambiente de trabalho ideal (Rego; Teixeira, 2010).

Além disso, a atenção ao nível de ruído é fundamental, uma vez que ruídos entre 70 e 80 decibéis podem afetar negativamente a saúde dos pacientes e o desempenho dos funcionários. Assim, o planejamento cuidadoso da disposição do espaço, a escolha de equipamentos silenciosos e a incorporação de materiais acústicos e isolantes contribuem para mitigar esse problema. Por fim, a escolha de cores adequadas também desempenha um papel significativo no conforto visual, devendo-se preferir tons claros para o teto e as paredes, ao passo que cores específicas são indicadas para os pisos, contribuindo para a eficiência do ambiente de trabalho na cozinha (Rego; Teixeira, 2010).

2.3 Sustentabilidade e gestão de resíduos

A crescente preocupação com as questões socioambientais tem impulsionado o setor de serviços de alimentação a adotar práticas de gestão ambiental. Tanto pequenos negócios, como os de vendedores ambulantes, *food trucks* e padarias, quanto grandes restaurantes e franquias de *fast food* podem incorporar medidas sustentáveis em seus produtos e serviços. A adoção dessas práticas não apenas reduz custos operacionais, por conta do menor consumo de água, energia e matéria-prima, como também posiciona os negócios em um contexto de mercado mais moderno e competitivo. A eficiência econômica se une aos ganhos ambientais, destacando a importância da incorporação de práticas sustentáveis aliadas ao uso da tecnologia para melhorar a produtividade e a eficiência, acarretando a redução de desperdício e a otimização de processos.

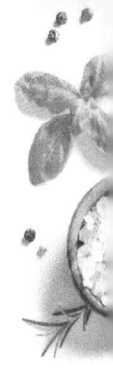

Para estruturar a sustentabilidade nos serviços de alimentação, o conceito dos cinco R (*repensar, recusar, reduzir, reutilizar* e *reciclar*) é fundamental. Da redução de desperdício de alimentos à promoção de melhorias no processo de limpeza do local e à diminuição do consumo de energia, existem diversas oportunidades para a implementação de práticas sustentáveis conforme o serviço ofertado. A orientação para compras planejadas, privilegiando produtores locais, e o investimento em tecnologias eficientes, como fritadeiras elétricas que diminuem o consumo de óleo, destacam-se como exemplos de estratégias eficazes. Além disso, a gestão adequada de resíduos, a preferência por embalagens ecológicas e a sensibilização dos colaboradores para a importância da redução do uso de água e energia são cruciais para promover a sustentabilidade no setor de alimentação.

A respeito do exposto, apresentamos, a seguir, algumas estratégias de acordo com o objetivo que se quer alcançar:

- **Redução de desperdício de alimentos**: inclui o planejamento eficiente do cardápio, o controle rigoroso de estoques e a implementação de práticas de aproveitamento integral dos alimentos.
- **Utilização de insumos sustentáveis**: refere-se a optar por ingredientes locais e sazonais. Além disso, a seleção de insumos produzidos de forma sustentável, como alimentos orgânicos e de origem ética, contribui para práticas mais ecológicas.

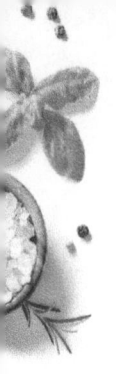

- **Gestão eficiente de resíduos**: além do manejo de resíduos, é importante implementar sistemas de reciclagem e compostagem. Também, por opções ecológicas, é possível adotar práticas como a substituição de embalagens descartáveis por biodegradáveis ou retornáveis.
- **Eficiência energética**: buscar maneiras de otimizar o uso de energia no local é uma prática sustentável, o que abrange a escolha de equipamentos energeticamente eficientes, a utilização de fontes de energia renovável sempre que possível e a conscientização da equipe sobre o uso responsável de energia.
- **Educação ambiental para colaboradores**: promover a consciência ambiental entre os integrantes da equipe é crucial. Treinamentos regulares sobre práticas sustentáveis, a importância da separação de resíduos e a minimização do desperdício podem fomentar uma cultura interna mais ambientalmente responsável.
- **Parcerias sustentáveis**: estabelecer parcerias com fornecedores comprometidos com práticas sustentáveis pode contribuir significativamente para a sustentabilidade do serviço de alimentação. Isso inclui a escolha de fornecedores que adotam embalagens ecológicas e práticas de produção responsáveis, por exemplo.
- **Monitoramento e avaliação contínua**: implementar sistemas de monitoramento para avaliar o desempenho ambiental do local ao longo do tempo permite promover ajustes contínuos e aprimorar as práticas sustentáveis.

Ao incorporar essas práticas, o serviço de alimentação não apenas reduz seu impacto ambiental, como também contribui para promover hábitos mais sustentáveis na comunidade em que está inserido. Ao considerarmos o tripé da sustentabilidade – econômica, social e ambiental –, percebemos que a implementação dessas medidas é financeiramente viável e ecologicamente responsável, além de impactar positivamente a cultura e o comportamento social, tanto individual quanto coletivamente.

2.4 Gestão de pessoas em serviços de alimentação

Na dinâmica complexa de um serviço de alimentação, em que a entrega do serviço depende diretamente do desempenho atuante dos colaboradores, a gestão de pessoas tem papel crucial. Os quatro processos administrativos fundamentais de um gestor – planejamento, organização, direção e controle – requerem a colaboração efetiva de recursos humanos para alcançar metas e objetivos conjuntos. Nesse sentido, uma equipe bem-sucedida é composta por indivíduos com habilidades e experiências distintas, cuja relação interpessoal é essencial para o bom resultado do trabalho. Assim, cabe ao gestor identificar as características individuais dos funcionários e distribuí-los adequadamente, a fim de promover a sinergia entre eles e, com efeito, favorecer o cumprimento eficiente dos objetivos.

Para formar e manter uma equipe eficaz em serviços de alimentação, os gestores devem priorizar a maturidade emocional nos relacionamentos, a clareza nos objetivos, a comunicação eficiente, o conhecimento dos prazos e recursos, a disposição para aprender e mudar, assim como o respeito mútuo e a confiança. Chiavenato (2008) complementa essa perspectiva ao descrever a gestão de pessoas como um conjunto integrado de processos que abrange desde o recrutamento e a seleção até o acompanhamento e o controle das atividades. Diante desse cenário, o desafio primordial dos gestores e líderes em serviços de alimentação é estimular a execução eficaz das tarefas pela equipe, o que demanda uma abordagem sensível de liderança, além de atenção constante aos elementos essenciais de sua área de atuação.

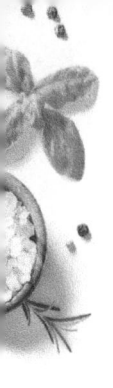

Na gestão de pessoas, alguns pontos-chave fazem toda a diferença para o sucesso operacional e o bem-estar da equipe, os quais estão elencados na sequência:

- **Comunicação efetiva**: a comunicação clara e aberta é essencial. Portanto, certifique-se de que informações sobre cardápios, procedimentos e metas sejam facilmente acessíveis pela equipe. Além disso, estimule um ambiente em que os funcionários se sintam à vontade para expressar ideias, preocupações e sugestões.
- **Treinamento contínuo**: mantenha a equipe atualizada sobre práticas de segurança alimentar, técnicas de preparo e novas tendências na área de alimentação e nutrição, pois isso não apenas melhora a qualidade do serviço, como também aumenta a motivação dos colaboradores.
- **Liderança inspiradora**: líderes que inspiram têm o poder de motivar a equipe. Então, seja um exemplo de ética de trabalho e encoraje a colaboração, pois uma liderança positiva contribui para um ambiente de trabalho saudável.
- **Reconhecimento e *feedback* construtivo**: reconheça o trabalho da equipe e forneça *feedback* construtivo aos colaboradores. O reconhecimento pode ser uma poderosa ferramenta motivacional, por isso, ouça as preocupações e sugestões dos funcionários, criando um ambiente onde todos se sintam valorizados.
- **Gestão de conflitos**: considerando que conflitos podem surgir em qualquer equipe, é necessário desenvolver habilidades de gestão de conflitos para lidar eficientemente com desentendimentos. Sendo assim, promova um contexto de trabalho no qual

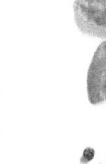

as divergências possam ser discutidas de maneira construtiva, a fim de chegar a soluções que prezem pelo bem-estar coletivo.
- **Cuidado com o bem-estar:** reconheça a importância do bem-estar físico e emocional dos colaboradores. Como as jornadas de trabalho nas UANs podem ser intensas, proporcione aos funcionários pausas adequadas, uma alimentação balanceada e programas de saúde. Lembre-se, ainda, de disponibilizar e monitorar o uso que eles fazem dos equipamentos de proteção individual (EPIs), uma vez que o cuidado com o bem-estar reflete diretamente na qualidade do serviço prestado.
- **Adaptação a mudanças:** esteja preparado para a dinâmica constante do setor de alimentação. Incentive a equipe a abraçar mudanças e a se manter atualizada sobre novas práticas e regulamentações. A capacidade de adaptação é fundamental para o sucesso a longo prazo.

Ao integrar essas lições na gestão de pessoas em UANs, torna-se possível contribuir para manter uma equipe motivada, bem treinada e comprometida com os mais elevados padrões de qualidade na prestação de serviços alimentares.

2.4.1 Dimensionamento de recursos humanos em um serviço de alimentação

Nos serviços de alimentação, o dimensionamento adequado de mão de obra é essencial para assegurar a eficiência operacional e a qualidade dos serviços. Contudo, esse ajuste não segue um parâmetro único, ou seja, é influenciado por diversos fatores, como o tamanho do local, o volume de refeições, a complexidade do cardápio e o grau de automação. Normalmente, para o dimensionamento de pessoal nesse segmento, respeita-se a classificação e a quantificação das funções em etapas, como recebimento de insumos, pré-preparo, preparo, distribuição e limpeza, considerando a demanda diária e a capacidade de produção.

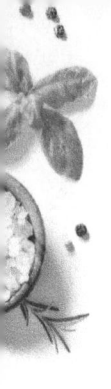

O cálculo mais atual e simples proposto para o dimensionamento de colaboradores para UANs não hospitalares está relacionado ao índice de produtividade individual (IPI). Esse parâmetro permite associar a quantidade de refeições produzidas e/ou servidas por colaborador de acordo com a quantidade total de refeições produzidas no local (Abreu; Spinelli; Pinto, 2019):

- Quantidade de refeições/IPI: até 100 = 1/30.
- Quantidade de refeições/IPI: de 100 a 300 = 1/35.
- Quantidade de refeições/IPI: de 300 a 500 = 1/40.
- Quantidade de refeições/IPI: de 500 a 1.000 = 1/50.
- Quantidade de refeições/IPI: de 1.000 a 1.500 = 1/55.
- Quantidade de refeições/IPI: de 1.500 a 3.000 = 1/60.
- Quantidade de refeições/IPI: acima de 3.000 = 1/66.

Em serviços hospitalares, esse dimensionamento de pessoal pode ser fundamentado em diferentes abordagens. Uma delas envolve o cálculo considerando o número de leitos do hospital, cujas recomendações variam: por exemplo, um empregado para cada oito leitos, com acréscimo de 20% para possíveis ausências na equipe; ou um empregado para cada 3,5 a 3,8 leitos, incluindo substitutos de férias e folgas. Outra abordagem leva em conta um quadro de colaboradores que equivale de 10% a 15% do total de funcionários do hospital. Além disso, o cálculo pode ser realizado com base na quantidade diária de refeições servidas, mediante equações específicas para estimar o quadro de empregados fixos e substitutos (Abreu; Spinelli; Pinto, 2019).

Ressaltamos, porém, que tais sugestões servem apenas como diretrizes para dimensionar a equipe dos serviços de alimentação. Dito de outro modo, a real necessidade de cada local deve ser estabelecida considerando suas particularidades.

2.5 Processos envolvidos na gestão de pessoas

Na gestão de serviços de alimentação, a estrutura do setor de recursos humanos (RH) pode variar conforme o tamanho, a complexidade e os serviços oferecidos. Tanto um colaborador específico subordinado ao gerente da unidade quanto um departamento centralizado de RH podem ser responsáveis por administrar os profissionais do local. Independentemente da abordagem utilizada, o gestor da unidade desempenha um papel fundamental nos processos envolvidos nas rotinas de mão de obra, como na administração das escalas de trabalho e horas extras, na programação de férias e nas avaliações de desempenho.

Em paralelo aos processos de gestão de pessoas, o planejamento da mão de obra exige uma análise criteriosa das características de cada segmento. Desde o recrutamento até a elaboração de escalas, o processo visa garantir que a equipe atenda às demandas específicas, resultando na eficiência operacional e na conformidade com as normas trabalhistas. Assim, uma integração eficiente dos processos se faz essencial para o sucesso do empreendimento, impactando diretamente a qualidade dos serviços alimentares e o bem-estar da equipe.

Para tanto, descrevemos, a seguir, alguns fatores fundamentais.

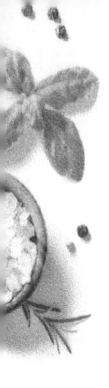

Dimensionamento de pessoal

Trata-se da avaliação e da definição do número adequado de colaboradores, levando em conta a demanda, o tipo de serviço oferecido e a legislação trabalhista.

Seleção e recrutamento

Processo que envolve a identificação e a contratação de profissionais qualificados, considerando as necessidades específicas de cada segmento, com foco nas competências técnicas necessárias para cada função. O recrutamento visa atrair candidatos interessados nas vagas disponíveis e pode ser interno, proporcionando oportunidades aos colaboradores atuais, ou externo, com a divulgação de vagas por meios de informativos *on-line* em redes sociais, por exemplo. Geralmente, as empresas utilizam ambos os métodos, complementando-se na busca pelos profissionais ideais.

A esse respeito, a contratação eficaz presume a definição clara do perfil desejado, demandando um roteiro detalhado que inclua as atividades, as competências necessárias e os atributos físicos e intelectuais compatíveis com a função. Nesse processo, uma descrição de cargo detalhada é crucial, a fim de estabelecer as diretrizes adequadas para a seleção, pois o processo se inicia com a análise do cargo, evidenciando responsabilidades e características, registradas em uma descrição de cargo. A etapa de seleção envolve técnicas como análise de currículo, entrevistas, testes de conhecimento e psicológicos e dinâmicas de grupo, com o objetivo de selecionar o candidato mais alinhado às necessidades do empreendimento.

Admissão

Geralmente, os novos colaboradores passam por um período de experiência, destinado à análise mútua das expectativas entre trabalhadores e empresa, buscando determinar a possibilidade de efetivação. Após esse tempo, é fundamental conduzir uma conversa franca entre líder e colaboradores, para que ambas as partes compartilhem suas considerações, e as informações coletadas devem ser registradas para consultas futuras. Assim, o gestor deve manter fichas individuais abrangentes de cada membro da equipe, nas quais devem constar detalhes como dados pessoais, documentos, histórico de treinamentos e avaliações de desempenho. Tais registros são de importância estratégica para diversas situações, desde decisões sobre promoções até processos de dispensa, permitindo uma análise ampla do histórico profissional dos funcionários.

Ao integrar um novo membro à equipe, é fundamental que o líder forneça-lhe as devidas orientações acerca da execução das atividades com ênfase na qualidade e na segurança do trabalho. Durante essa condução, é necessário abordar aspectos específicos da função, a exemplo de cuidados pessoais necessários, postura profissional, normas da unidade, uso apropriado de EPI e medidas preventivas para evitar acidentes. Essa abordagem não apenas proporciona uma transição mais suave para o novo colaborador, como também reforça a importância de adotar padrões elevados de desempenho e práticas seguras desde o início de sua jornada na equipe.

Treinamento e desenvolvimento

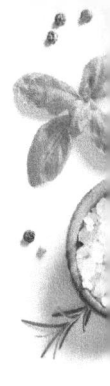

A capacitação e o treinamento representam estratégias cruciais para garantir a qualidade dos serviços e promover melhorias contínuas nas rotinas de trabalho. A capacitação concentra-se no desenvolvimento e no preparo do colaborador para realizar tarefas específicas, tornando-o apto a desempenhar funções determinadas. Por outro lado, o treinamento busca aprimorar as habilidades do profissional, ampliando seus conhecimentos em relação ao que já domina. Em resumo, após a capacitação inicial, partindo do conhecimento zero, os treinamentos regulares são realizados com vistas ao aperfeiçoamento contínuo.

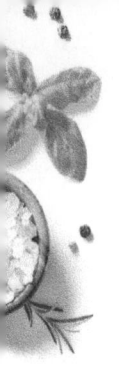

Nos serviços de alimentação, considerando especialmente os colaboradores operacionais, que frequentemente carecem de informações nas área de alimentação e nutrição, a capacitação abrange temas como boas práticas de fabricação e técnicas dietéticas. Os treinamentos periódicos reforçam e aprofundam essas informações, com o objetivo de corrigir hábitos prejudiciais à segurança dos alimentos, ao valor nutricional das refeições e às características sensoriais dos preparos. Nessa ótica, com os treinamentos, procura-se educar os colaboradores e estimular sua capacidade de agir em diferentes situações, razão pela qual são fundamentais para minimizar desperdícios e melhorar a eficiência operacional.

Sob essa perspectiva, é primordial planejar os treinamentos anualmente, após a realização de uma pesquisa detalhada para identificar as necessidades específicas da unidade. Assim, diversas opções, como treinamentos individual, coletivo, presencial, a distância, em serviço e externo, podem ser utilizadas de acordo com as circunstâncias. Para o sucesso dessas iniciativas, faz-se necessário elaborar programas de treinamento e desenvolvimento adequados aos diferentes níveis de capacidade e experiência dos funcionários, bem como aplicar avaliações de conhecimento para mensurar a efetividade dos treinamentos realizados.

Planejamento de escala e turnos

Esse processo envolve a distribuição eficiente dos colaboradores em escalas de trabalho, considerando férias, folgas, feriados e demandas sazonais.

Para organizar as escalas de trabalho e a rotina de serviço dos funcionários, são adotadas diferentes jornadas diárias de trabalho, respeitando a legislação trabalhista. Exemplos de jornadas para cargas horárias semanais de 44 horas incluem: (i) distribuição em oito horas diárias de segunda a sexta e quatro horas no sábado, com folga aos domingos; (ii) distribuição igual em seis dias da semana, com uma folga programada; (iii) escala 12 por 36, com 12 horas de trabalho e 36 horas de folga, o que exige duas equipes de trabalho alternadas para cobrir o período. A definição das jornadas leva em conta o tipo de serviço, o horário de funcionamento e outras variáveis específicas de cada unidade. Em alguns locais, a necessidade de cumprir 44 horas semanais pode variar, permitindo a contratação de pessoal com carga horária reduzida, como quatro ou seis horas diárias, especialmente em períodos pontuais de demanda, como nos horários de pico de atendimento.

Todos os colaboradores devem manter registros diários de horário de trabalho, utilizando cartão-ponto. Se houver necessidade de ultrapassar o horário contratado, os funcionários terão de receber horas extras remuneradas ou convertidas em folga, em conformidade com a política da empresa. Da mesma maneira, ausências não justificadas ou não contempladas pela legislação aplicável podem resultar em descontos proporcionais no salário. Por isso, o gestor da unidade precisa estar atento e monitorar constantemente o cumprimento dos horários acordados.

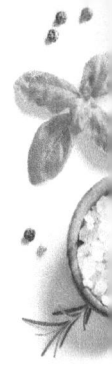

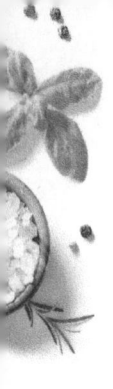

Avaliação de desempenho

Esse processo visa ao constante monitoramento do rendimento da equipe, a fim de possibilitar a identificação de pontos fortes e áreas de melhoria para promover um ambiente de trabalho mais eficiente. Nessa perspectiva, para avaliar e monitorar o desempenho dos colaboradores, é necessário manter um processo organizado, constantemente realizado e registrado em formulário específico. A definição de critérios de avaliação alinhados às atribuições nas descrições de cargo serve como base para formular pareceres sobre o desempenho individual dos funcionários. Ademais, na elaboração das fichas de acompanhamento, deve-se fazer constar informações específicas relevantes ao local, abordando tanto os aspectos fortes quanto as oportunidades de melhoria de cada colaborador.

As avaliações de desempenho individual devem ser promovidas periodicamente e, geralmente, ocorrem por meio de entrevistas, o que requer que os líderes passem pelos devidos treinamentos em técnicas apropriadas de avaliação. Para evitar tendenciosidades, os avaliadores devem adotar uma postura neutra, isto é, que desconsidere preferências pessoais, preconceitos, situações pontuais ou parcialidade. Além disso, para avaliar o desempenho da unidade como um todo, existem indicadores que permitem avaliar e aprimorar a qualidade dos produtos e serviços na área de alimentação, fortalecendo a mão de obra. Tais indicadores incluem taxas de absenteísmo e rotatividade de pessoal, bem como índices relacionados ao rendimento dos funcionários e à produtividade individual, com base em fatores como o tipo de serviço oferecido e os recursos disponíveis.

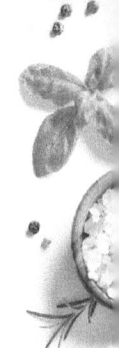

Políticas de incentivo e reconhecimento

A implementação efetiva de políticas de incentivo e reconhecimento é fundamental para promover um ambiente de trabalho motivador e produtivo. Sob essa perspectiva, o reconhecimento do esforço e da dedicação dos colaboradores pode decorrer de iniciativas tangíveis, a exemplo de programas de premiação trimestral para os funcionários mais destacados, elogios públicos em reuniões de equipe ou, até mesmo, oportunidades de treinamento e desenvolvimento para aqueles que se destacam em suas funções. Ainda, a promoção de eventos sociais, como confraternizações e celebrações de metas alcançadas, contribui para fortalecer os laços entre os colaboradores e, com efeito, criar um ambiente colaborativo e positivo. Práticas como essas não apenas elevam a moral dos funcionários, como também incentivam um comprometimento contínuo com a excelência, que se reflete diretamente na qualidade dos serviços oferecidos.

Saúde e segurança no trabalho

Para cultivar um ambiente de trabalho seguro e saudável, existem medidas técnicas, educativas, médicas e psicológicas que visam à prevenção de acidentes e doenças ocupacionais. Assim, torna-se possível eliminar condições inseguras no ambiente e orientar os trabalhadores a adotarem práticas preventivas em suas rotinas.

Segundo Antunes e Bosco (2019), os acidentes de trabalho mais frequentes em serviços de alimentação envolvem cortes, queimaduras, traumas, preensões, choques elétricos e amputações. Por essa razão, a disponibilização e o monitoramento do uso de uniformes e EPIs adequados são essenciais para garantir a integridade física dos colaboradores. Nessa direção, o Programa de Prevenção de Riscos Ambientais (PPRA) e o Programa de Controle Médico de Saúde Ocupacional (PCMSO) são absolutamente essenciais para a identificação e o controle de riscos, por meio de exames médicos periódicos, contribuindo para preservar a saúde dos trabalhadores.

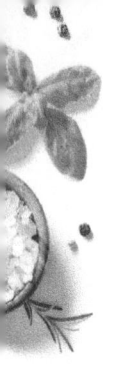

Por fim, o monitoramento frequente e a conscientização das equipes sobre as práticas de saúde e segurança na rotina de trabalho são cruciais para garantir a conformidade dos serviços e promover a qualidade de vida dos colaboradores.

Para saber mais

BRASIL. Agência Nacional de Vigilância Sanitária. Resolução da Diretoria Colegiada n. 216, de 15 de setembro de 2004. **Diário Oficial da União**, Brasília, DF, 16 set. 2004. Disponível em: <https://bvsms.saude.gov.br/bvs/saudelegis/anvisa/2004/res0216_15_09_2004.html>. Acesso em: 27 jun. 2024.

A RDC n. 216 é um documento essencial para quem atua no setor de alimentos e bebidas, pois estabelece os procedimentos de boas práticas para serviços de alimentação, garantindo segurança e qualidade nos produtos oferecidos ao consumidor. Portanto, entender e aplicar as diretrizes dessa resolução é fundamental para assegurar a conformidade do serviço oferecido.

SEBRAE – Serviço Brasileiro de Apoio às Micro e Pequenas Empresas. **65 ideias de negócios nas áreas de alimentos e bebidas**. 29 mar. 2023. Disponível em: <https://sebrae.com.br/sites/PortalSebrae/ufs/mt/artigos/65-ideias-de-negocios-nas-areas-de-alimentos-e-bebidas,5518e63a7eaf9510VgnVCM1000004c00210aRCRD>. Acesso em: 27 jun. 2024.

> Esse conteúdo elaborado pelo Serviço de Apoio às Micro e Pequenas Empresas (Sebrae) representa uma verdadeira fonte de inspiração para empreendedores que desejam explorar novas oportunidades e tendências no mercado. Desde *food trucks* até produções artesanais, o artigo oferece uma visão abrangente das possibilidades que podem ser adaptadas a diferentes contextos e públicos. Ao acessar o material, você encontrará detalhes sobre cada proposta, incluindo dicas práticas para iniciar e desenvolver seu negócio. Trata-se de uma ótima oportunidade para expandir seus conhecimentos e encontrar incentivo para transformar ideias em realidade.

Síntese

O planejamento eficaz de um serviço de alimentação requer atenção minuciosa, desde a definição de objetivos até a disposição apropriada dos recursos. Sob essa ótica, o dimensionamento da mão de obra deve considerar fatores como o tipo de serviço, a quantidade de refeições e a complexidade do cardápio. Hospitais, escolas e *catering* aéreo, por exemplo, demandam abordagens específicas para assegurar a eficiência operacional. Ademais, um levantamento preciso de dados e informações preliminares na elaboração da unidade pode ser realizado com o objetivo de estabelecer a correta utilização da mão de obra, contribuindo para eliminar ociosidades e operações ineficientes, com vistas à máxima redução nos custos operacionais e à promoção de um fluxo de trabalho otimizado que seja capaz de atender às demandas.

No atual contexto do setor alimentício, o conceito de sustentabilidade está cada vez mais em voga, abrangendo de pequenos empreendimentos a grandes restaurantes. A esse respeito, a área de gestão de resíduos deve focar na elaboração de estratégias que proporcionem a redução de desperdícios e a minimização de impactos ambientais, alinhando-se às crescentes preocupações socioambientais. Nesse panorama, as responsabilidades competentes ao âmbito da gestão de pessoas são cruciais, na medida em que englobam a identificação das características individuais dos integrantes da equipe, o dimensionamento adequado da mão de obra e a consideração de aspectos como férias, folgas e licenças. Todos esses elementos são essenciais na gestão de serviços de alimentação, garantindo a eficiência e o sucesso operacional ao considerar as necessidades específicas de cada modalidade.

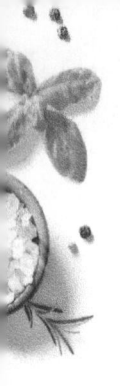

Questões para revisão

1. Cite quatro fatores de maior impacto no planejamento e no projeto de um serviço de alimentação.

2. O cálculo do dimensionamento das áreas e dos setores de um serviço de alimentação envolve a utilização de quatro variáveis. Cite-as.

3. Qual é a temperatura considerada adequada ao ambiente de um serviço de alimentação?
   a) Entre 30 e 35 °C.
   b) Entre 10 e 15 °C.
   c) Entre 22 e 26 °C.
   d) Entre 24 e 28 °C.
   e) Entre 19 e 23 °C.

4. Assinale a seguir a alternativa que explica por que a iluminação natural é recomendada em um serviço de alimentação:
   a) Pelo seu custo elevado.
   b) Porque produz eco.
   c) Pelo seu conforto térmico.

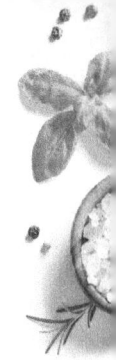

d) Porque reflete em uma direção desfavorável.
   e) Porque influencia as características sensoriais dos alimentos.

5. De acordo com o conteúdo deste capítulo, o que tem impulsionado o setor de serviços de alimentação a adotar práticas de gestão ambiental?
   a) A redução de custos operacionais.
   b) A utilização intensiva de recursos.
   c) O crescimento desordenado.
   d) A concorrência local.
   e) A falta de preocupação ambiental.

Questões para reflexão

1. Considerando que os serviços de alimentação se apresentam como ambientes bastante barulhentos, em sua opinião, como o ruído pode impactar a eficiência e o bem-estar dos funcionários desses locais?

2. Para você, a tecnologia realmente pode contribuir com a gestão de resíduos e a sustentabilidade de um serviço de alimentação? De que modo você avalia o emprego da tecnologia nesse segmento?

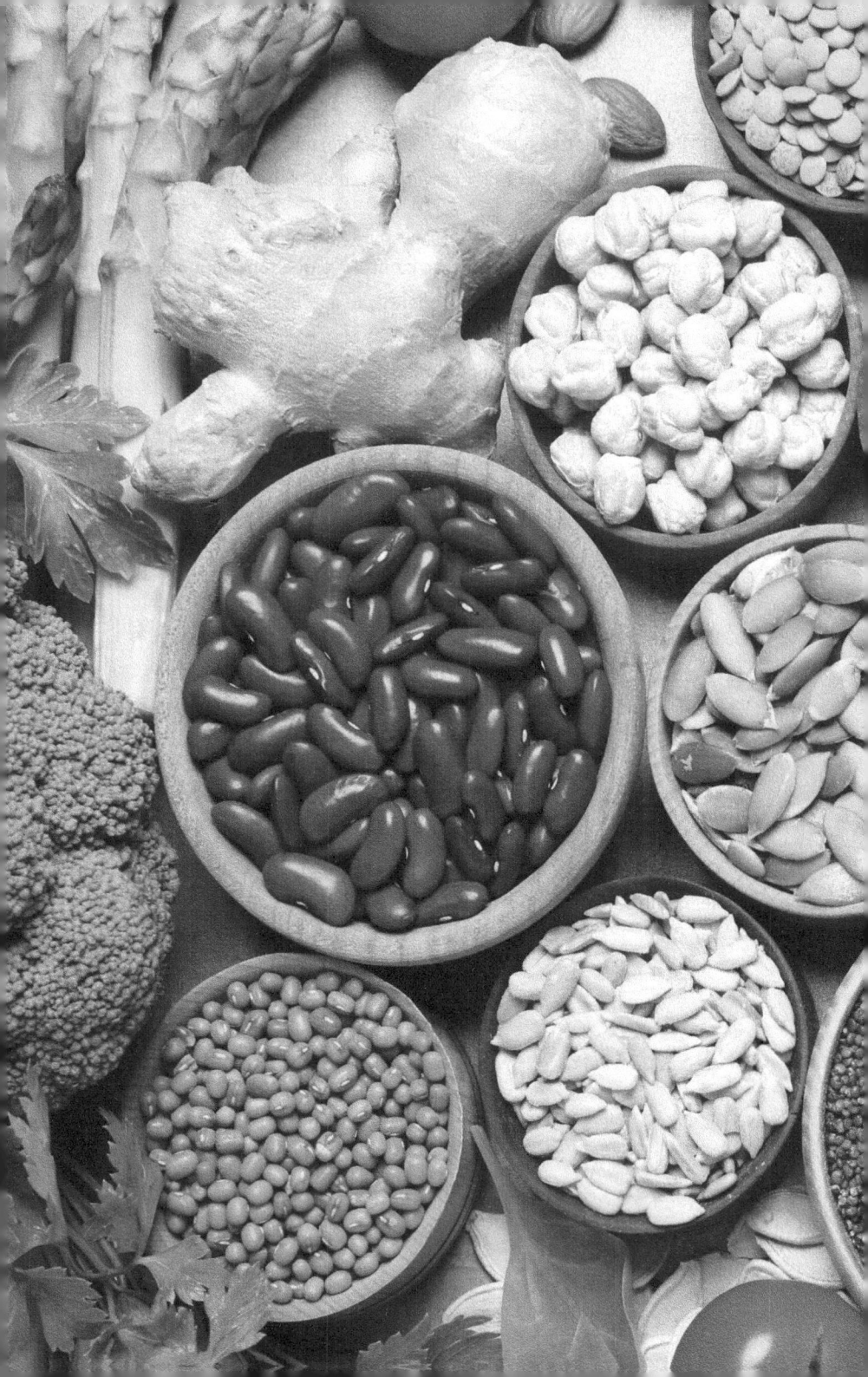

Capítulo 3
Custos em serviços de alimentação e nutrição

Alexsandro Wosniaki

Conteúdos do capítulo:

- Previsão de compras.
- Política de compras.
- Estoque e fornecedores.
- Curva ABC de custos.

Após o estudo deste capítulo, você será capaz de:

1. compreender a importância da previsão de compras na gestão de serviços de alimentação;
2. identificar e aplicar métodos de previsão de demanda adequados às necessidades do local;
3. reconhecer a relação crucial entre previsão de compras e gestão de estoque;
4. identificar os desafios comuns e as estratégias para superar obstáculos na previsão de compras;
5. avaliar a integração de tecnologia para aprimorar a eficiência no processo de previsão.

3.1 Previsão de compras

A previsão de compras, uma atividade que precede a elaboração do pedido, é um processo complexo e multidimensional. Ela está intrinsecamente ligada a uma variedade de fatores, incluindo o tipo de serviço oferecido pela unidade, a frequência de necessidade de cada item, a disponibilidade financeira da instituição, os cardápios planejados, a quantidade de alimentos requerida, o número total de refeições a serem oferecidas, o estoque atualmente armazenado, a disponibilidade e a sazonalidade de determinados itens.

3.1.1 Conceitos e importância

O cardápio desempenha um papel fundamental como ponto de partida para as operações em serviços de alimentação. Após a elaboração do cardápio e a identificação das necessidades de gêneros alimentícios para sua execução, a área de compras assume a responsabilidade de desenvolver parcerias com fornecedores capazes de atender à demanda local de maneira eficaz. Essa análise abrangente permite que esse setor antecipe com precisão as demandas futuras, otimizando o processo de aquisição de insumos. Além disso, a consideração cuidadosa de fatores como a sazonalidade e a disponibilidade financeira da instituição contribui para uma previsão mais precisa e alinhada à realidade operacional da unidade.

Ao integrar todos esses elementos, a previsão de compras não apenas antecipa as necessidades imediatas, como também proporciona uma gestão estratégica do estoque, minimizando riscos de escassez ou excesso. Uma abordagem proativa dessa natureza é essencial para a eficiência operacional dos serviços de alimentação, garantindo o fornecimento contínuo de refeições de alta qualidade aos seus clientes.

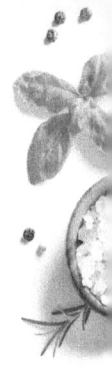

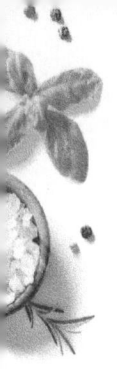

O fluxograma a seguir (Figura 3.1) representa o processo administrativo relacionado à gestão de materiais e suprimentos.

Figura 3.1 – Gestão de materiais e suprimentos

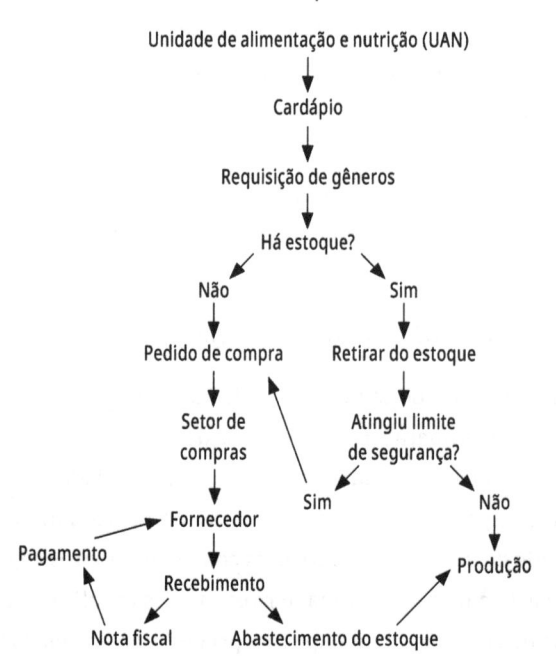

```
              Unidade de alimentação e nutrição (UAN)
                              ↓
                          Cardápio
                              ↓
                    Requisição de gêneros
                              ↓
                        Há estoque?
                     ↙              ↘
                  Não                Sim
                   ↓                  ↓
            Pedido de compra    Retirar do estoque
                   ↓                  ↓
               Setor de          Atingiu limite
               compras           de segurança?
                              ↙              ↘
                          Sim                  Não
                           ↓                    ↓
         Pagamento → Fornecedor             Produção
                           ↓
                     Recebimento
                     ↙         ↘
              Nota fiscal    Abastecimento do estoque
```

Nos serviços de alimentação, o processo de compras constitui pilar essencial para assegurar o fornecimento adequado de insumos necessários à produção de refeições. Nesse sentido, ele compreende diversas etapas, desde a identificação das necessidades até a efetiva aquisição dos produtos, conforme demonstrado a seguir:

- **Identificação de necessidades**: a primeira etapa envolve a identificação das necessidades de insumos, levando em consideração cardápios, fichas técnicas e demanda histórica.
- **Seleção de fornecedores**: escolher fornecedores confiáveis é crucial. Por isso, a avaliação deve levar em conta critérios como qualidade dos produtos, prazos de entrega e custos.

- **Negociação**: a negociação eficiente visa obter condições favoráveis, como preços competitivos e prazos flexíveis, garantindo vantagens para a unidade.
- **Registro de pedidos**: a formalização do pedido é fundamental para evitar mal-entendidos e deve incluir especificações claras, quantidades e datas de entrega.
- **Capacidade de armazenamento**: é necessário conhecer a capacidade de armazenamento/estocagem da unidade para evitar problemas com a guarda dos produtos e, até mesmo, prejuízos pelo mau armazenamento.
- **Recebimento e inspeção**: ao receber os produtos, a unidade precisa proceder à inspeção a fim de asseverar a conformidade com os padrões de qualidade e a segurança alimentar.

Cada fase se desdobra em uma série de atividades específicas que exigem uma execução meticulosa e interconectada e que, devido aos significativos montantes financeiros envolvidos, torna-se crucial. Qualquer equívoco na gestão pode resultar em reposição inadequada de matéria-prima, alterações imprevistas no cardápio por conta da escassez de insumos, além de acúmulo excessivo de estoque sem um correspondente aumento no consumo, causando desperdício e prejuízos econômicos. Ademais, questões relacionadas à falta de espaço para armazenamento e/ou ao armazenamento inadequado das mercadorias também podem surgir.

Custos *versus* despesas: clarificando distinções

Embora muitas vezes sejam utilizados como termos intercambiáveis, *custo* e *despesa* carregam significados distintos, especialmente no contexto da alimentação coletiva. Na área de alimentação, o custo implica "a soma dos gastos necessários à produção de alimentos e sua distribuição" (Vaz, 2002, p. 71). Em outras palavras, refere-se aos valores associados aos insumos aplicados no processo produtivo de bens ou serviços da empresa. Por outro lado, as despesas representam valores referentes ao dinheiro consumido para sustentar o funcionamento geral da organização. Esse termo está vinculado aos recursos gastos para que a empresa possa proporcionar suporte a cada um de seus setores. Assim, quando falamos de *despesas*, estamos nos referindo aos gastos não diretamente ligados às etapas de produção de uma refeição, incluindo, por exemplo, despesas administrativas, de marketing e estratégias de venda.

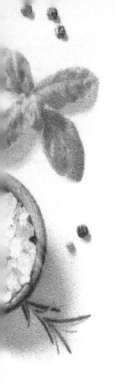

Custos e despesas divergem significativamente em termos da aplicação de recursos financeiros e também no que diz respeito ao propósito para o qual esses recursos são destinados.

Em um serviço de alimentação, os tipos de custos são essenciais para uma gestão financeira eficaz e podem ser classificados em diversas categorias, conforme demonstra o Quadro 3.1, a seguir.

Quadro 3.1 – Tipos de custos em serviços de alimentação

Tipo de custo	Características
Contábeis	
Custos diretos	Custos de alimentos e insumos: englobam os gastos com os ingredientes e insumos utilizados na preparação das refeições. Custos com mão de obra direta: referem-se aos salários e encargos dos profissionais diretamente envolvidos na produção e distribuição das refeições.
Custos indiretos	Custos com manutenção e equipamentos: incluem despesas relacionadas à manutenção de equipamentos de cozinha, utensílios e instalações. Custos administrativos: dizem respeito a despesas administrativas, como salários dos funcionários administrativos, contas de escritório e custos com tecnologia.

(continua)

(Quadro 3.1 – conclusão)

Tipo de custo	Características
Econômicos	
Custos fixos e variáveis	Custos fixos: despesas que permanecem constantes, independentemente do volume de produção, a exemplo de aluguel, salários administrativos e contas fixas. Custos variáveis: variam de acordo com a quantidade de refeições produzidas, como custos de alimentos e mão de obra direta.
Custos de qualidade	Custos de controle de qualidade: despesas vinculadas a práticas e processos que visam manter a qualidade dos alimentos e serviços oferecidos.
Custos de marketing e publicidade	Investimentos em promoção: abrangem os gastos com estratégias de marketing e publicidade para promover a unidade e seus serviços.
Custos operacionais	Custos de energia e água: referentes ao consumo de energia elétrica, gás e água nas operações da unidade. Custos com resíduos e sustentabilidade: abarcam despesas com a gestão adequada de resíduos e práticas sustentáveis.
Custos de treinamento e desenvolvimento	Investimentos em capacitação: associados a programas de treinamento e desenvolvimento de equipe para aprimorar habilidades e conhecimentos.
Custos de segurança alimentar	Controle de qualidade e segurança alimentar: incluem gastos com medidas e procedimentos que garantem a segurança e qualidade dos alimentos servidos.

Fonte: Elaborado com base em Abreu; Spinelli; Pinto, 2011; Teixeira et al., 1990.

Cada uma dessas categorias de custos tem um papel vital na determinação do resultado financeiro e na eficiência operacional de um serviço de alimentação. Portanto, o gerenciamento adequado desses custos é essencial para a sustentabilidade e o sucesso da unidade.

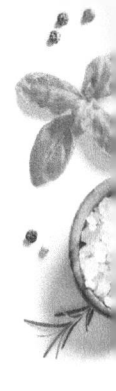

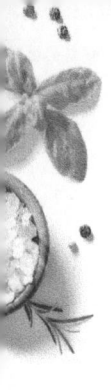

3.1.2 Métodos de previsão de compras

A previsão de compras representa um processo estratégico que abarca a estimativa de quantidades necessárias para manter a produção sem interrupções. A estratégia de abastecimento na unidade implica a definição de critérios para a seleção de fornecedores, o estabelecimento da frequência de abastecimento e a organização dos procedimentos de requisição, recebimento e armazenamento das mercadorias. No dia a dia da empresa, a realização dessas atividades requer um planejamento minucioso e uma execução cuidadosa.

O planejamento de cardápios é uma prática contínua e fundamental na rotina de um serviço de alimentação. Contudo, para garantir sua execução conforme o planejado, é imperativo ter o conhecimento preciso dos itens necessários. Por isso, compreender o que será adquirido, em que quantidade e quando realizar as compras torna-se essencial.

Ao elaborar cardápios para coletividades, é necessário estar ciente da importância dos cálculos para otimizar os custos, prevenir a escassez de produtos e racionalizar as operações. Assim, após essa elaboração, deve-se proceder à previsão de compras. Nesse processo, além do cardápio planejado, é fundamental considerar diversos fatores, tais como:

- consumo *per capita* dos alimentos;
- estimativa da quantidade de refeições a serem produzidas;
- frequência de uso de cada tipo de ingrediente no período da previsão de compras;
- periodicidade das compras e do recebimento das mercadorias;
- capacidade de armazenamento disponível no serviço de alimentação;
- quantidade existente no estoque;

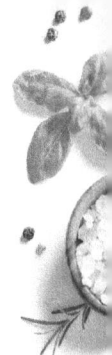

- características da matéria-prima e sazonalidade dos produtos;
- disponibilidade financeira e política de suprimentos do serviço.

Também é importante compreender o mercado local de compras, o que inclui obter informações sobre onde encontrar os produtos, o tempo de entrega, os preços praticados, as formas de pagamento e as marcas disponíveis. Tais aspectos adicionais são significativos para a eficácia do processo de aquisição de insumos para o serviço.

Diante do exposto, para o bom funcionamento de um almoxarifado de gêneros e a eficiência da política de compras, alguns conceitos vitais sobre o armazenamento de itens devem ser assimilados:

- **Estoque mínimo**: também conhecido como *estoque de segurança*, representa o menor nível de suprimento em uma unidade sem comprometer a produção. Serve como reserva de proteção para prevenir eventualidades ou situações emergenciais, a exemplo do aumento repentino na demanda de consumo. O cálculo do estoque mínimo deve levar em conta o consumo médio e os dias necessários para a entrega do produto.
- **Estoque médio**: refere-se ao nível médio de estoque no qual as operações de suprimento são realizadas. O cálculo do estoque médio utiliza metade da quantidade necessária para atender ao cardápio de determinado período, mais o estoque mínimo.
- **Estoque máximo**: diz respeito à maior quantidade de material que deve estar armazenada em uma unidade para garantir o recebimento do próximo pedido. Serve como métrica balizadora que contribui para evitar o armazenamento de mais material do que o necessário, o que poderia gerar perdas. A definição do estoque máximo considera a necessidade e a programação dos pedidos, os recursos financeiros disponíveis e o espaço físico para armazenamento.

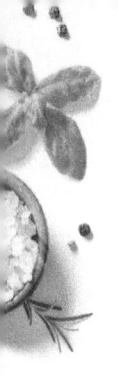

É importante destacar que tanto o estoque mínimo quanto o estoque máximo funcionam como alertas para o gestor, indicando a necessidade de possíveis correções para otimizar o processo. Após compreender o fluxo de estoque, é essencial entender a política de compras. Sendo assim, podemos realizar o cálculo para a previsão de aquisição dos gêneros que serão utilizados por meio da seguinte equação:

> Previsão de compras = (*per capita* líquido × fator de correção × número de refeições × frequência de utilização) + estoque mínimo – quantidade existente no estoque

3.1.3 Relação entre previsão de compras e gestão de estoque em serviços de alimentação

A gestão eficaz de uma unidade de serviços de alimentação e nutrição (UAN) demanda uma integração cuidadosa entre a previsão de compras e a gestão de estoque. Esses dois aspectos são interdependentes e cruciais para garantir o abastecimento adequado, a redução de desperdícios e a manutenção de operações eficientes. Considerando o exposto, a seguir, exploraremos em detalhes a relação entre esses dois elementos.

Previsão de compras: entendendo a necessidade antecipadamente

A previsão de compras é um processo estratégico que envolve a estimativa antecipada da demanda por insumos considerando diversos fatores, como o cardápio planejado, o histórico de consumo, a sazonalidade e a disponibilidade financeira. Tal projeção é essencial para atestar que a unidade esteja preparada para atender às demandas futuras.

- **Cardápio como fator gerador**: a elaboração do cardápio é o ponto de partida para a previsão de compras. Ao planejar as refeições, os gestores identificam os ingredientes necessários, as quantidades requeridas e os períodos de utilização, fornecendo uma base para a previsão.
- **Fatores influenciadores**: a previsão de compras leva em conta variáveis como sazonalidade, mudanças nas preferências dos clientes, eventos especiais e, até mesmo, questões climáticas. A análise cuidadosa desses aspectos é vital para ajustar as previsões conforme o necessário.
- **Estoque mínimo e produção pendente**: elementos como estoque mínimo, produção pendente e quantidade disponível em estoque devem ser avaliados na previsão, uma vez que essas métricas ajudam a determinar o que deve ser adquirido, evitando rupturas ou excessos.

Gestão de estoque: equilíbrio entre disponibilidade e eficiência

A gestão de estoque é responsável por coordenar o recebimento, o armazenamento e a distribuição dos insumos. A eficiência nesse processo impacta diretamente a operação da unidade, influenciando a qualidade dos serviços prestados e os custos operacionais.

- **Estoques mínimo, médio e máximo**: a previsão de compras contribui para a definição dos estoques mínimo, médio e máximo. O estoque mínimo é vital para evitar falta de insumos, enquanto o estoque médio otimiza as operações diárias e o estoque máximo evita excessos e desperdícios.

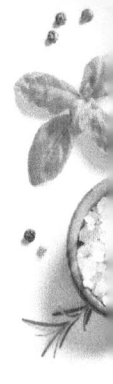

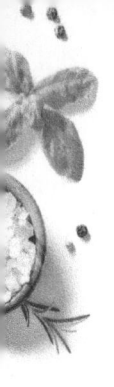

- **Alinhamento com a demanda real**: uma previsão precisa permite que a gestão de estoque esteja alinhada com a demanda real, evitando acúmulos desnecessários e assegurando que os produtos estejam disponíveis quando necessário.
- **Estratégias de reposição**: com base na previsão de compras, são definidas estratégias de reposição, como a frequência de pedidos, a quantidade a ser adquirida e os fornecedores preferenciais, as quais visam otimizar o fluxo de estoque.

A importância da comunicação integrada

O sucesso dessa relação está na comunicação integrada entre as equipes de compras e de estoque. A equipe de compras precisa compartilhar informações precisas sobre as previsões, enquanto a equipe de estoque deve fornecer *feedbacks* contínuos sobre as condições reais do estoque.

- **Monitoramento contínuo**: a previsão de compras não é um processo estático. Diante disso, é essencial monitorar continuamente o desempenho do estoque em relação às previsões, ajustando-as conforme necessário.
- **Adaptação a mudanças**: mudanças nas condições de mercado, nas preferências dos clientes ou, ainda, eventos inesperados podem exigir rapidez de adaptação nas previsões de compras e, consequentemente, nas estratégias de estoque.
- **Tecnologia como aliada**: a implementação de sistemas de gestão integrada, como *softwares* de gestão de estoque e previsão de demanda, pode fortalecer a relação entre a previsão de compras e a gestão de estoque. Essas ferramentas automatizadas oferecem análises mais precisas, melhorando a eficiência do processo.

- **Treinamento contínuo**: investir em treinamento para as equipes de compras e estoque é crucial. Manter os profissionais atualizados a respeito de melhores práticas, novas tecnologias e alterações nas condições de mercado contribui para uma abordagem mais eficaz na integração entre previsão e estoque.
- **Sustentabilidade na gestão**: a relação entre a previsão de compras e a gestão de estoque pode ser otimizada para promover práticas sustentáveis. Nessa ótica, a redução de desperdícios, a escolha de fornecedores ecoeficientes e a gestão consciente de estoque contribuem para um impacto ambiental mais positivo.
- **Avaliação de desempenho**: estabelecer indicadores-chave de desempenho (KPIs, do inglês *Key Performance Indicators*) para mensurar a eficácia da relação entre a previsão de compras e a gestão de estoque é fundamental. Taxas de acerto nas previsões, níveis de estoque ideal e redução de custos são métricas relevantes a serem monitoradas.
- **Planejamento estratégico**: incorporar a relação entre a previsão de compras e a gestão de estoque no planejamento estratégico do serviço de alimentação é uma prática recomendada, pois assegura que tais processos estejam alinhados aos objetivos gerais da instituição, promovendo uma abordagem mais estratégica.
- **Flexibilidade e resiliência**: em um ambiente dinâmico, a flexibilidade é fundamental. Por essa razão, as equipes de previsão e estoque precisam ser ágeis para se adaptar a mudanças nas condições de mercado, assegurando que a unidade seja resiliente ante os imprevistos.

A sinergia entre a previsão de compras e a gestão de estoque é fundamental para o sucesso operacional de um serviço de alimentação. A previsão precisa impulsiona uma gestão de estoque eficiente na medida em que assegura a disponibilidade de insumos quando necessário, minimiza desperdícios e otimiza os recursos financeiros. Essa relação é dinâmica e requer uma abordagem estratégica e colaborativa para alcançar resultados consistentes.

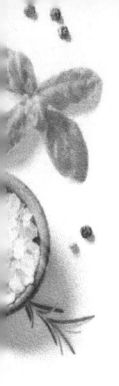

Em suma, a associação entre a previsão de compras e a gestão de estoque constitui um elo vital na cadeia de suprimentos dos serviços de alimentação. Sob essa perspectiva, estratégias colaborativas, tecnologia avançada, treinamento adequado e compromisso com a sustentabilidade contribuem para uma gestão mais eficaz, beneficiando não apenas a eficiência operacional, como também a sustentabilidade financeira e ambiental da unidade.

3.2 Estoque

Em serviços de alimentação, uma gestão eficiente de estoques é vital para assegurar o contínuo fornecimento de insumos essenciais para a produção de refeições balanceadas e de qualidade. Essas unidades, que contemplam demandas coletivas, enfrentam alguns desafios para manter estoques que atendam tanto as exigências nutricionais quanto os aspectos operacionais. Nesse contexto, a previsão de compras e a estratégia de estoque tornam-se elementos estratégicos para assegurar a eficiência operacional, evitando tanto a escassez quanto o excesso de materiais.

A complexidade da gestão de estoques em serviços de alimentação está intrinsecamente vinculada à natureza dinâmica dos padrões alimentares, os quais variam de acordo com cardápios, sazonalidades e exigências nutricionais específicas. Além disso, considerações financeiras, como a otimização de custos e a eficiência orçamentária, acrescentam camadas adicionais a essa complexidade. Diante disso, a capacidade de prever com precisão as demandas de compra, bem como de manter um equilíbrio estratégico no estoque, faz-se necessária para o êxito operacional.

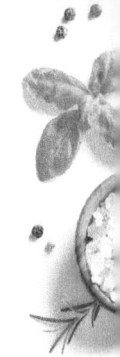

Desse modo, explorar estratégias que integrem a disponibilidade de itens a uma gestão financeira sólida é importante para evitar desperdícios, atestar a qualidade das refeições oferecidas e obter eficiência nos processos logísticos.

Portanto, na sequência deste tópico, discorreremos sobre a importância estratégica da gestão de estoques nos serviços de alimentação, destacando a necessidade de abordagens inovadoras e adaptáveis para enfrentar os desafios inerentes a esse cenário dinâmico e complexo.

3.2.1 Tipos de estoque

Para atestar o abastecimento contínuo, atender às demandas variáveis e assegurar a eficiência operacional nos serviços de alimentação, diversos tipos de estoques são mantidos. Alguns exemplos podem ser observados no Quadro 3.2, a seguir.

Quadro 3.2 – Tipos de estoques mais comuns

Estoque de alimentos perecíveis	◆ compreende itens frescos, como frutas, verduras, carnes e laticínios; ◆ necessita de uma gestão cuidadosa devido à vida útil limitada, exigindo estratégias de rotação de estoque para evitar desperdícios.
Estoque de alimentos não perecíveis	◆ inclui itens secos, enlatados, grãos e outros produtos de longa durabilidade; ◆ geralmente demanda uma estratégia de gestão de estoque para garantir que não expirem antes do uso.

(continua)

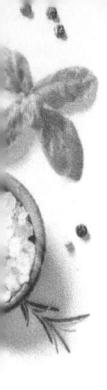

(Quadro 3.2 – conclusão)

Estoque de insumos para produção	• engloba ingredientes e materiais necessários para a preparação das refeições; • deve ser gerenciado considerando o fluxo operacional e os requisitos de produção diária.
Estoque de materiais de limpeza e higiene	• abarca produtos essenciais para manter padrões de higiene e limpeza do local; • deve ser monitorado para garantir a conformidade com regulamentações sanitárias.
Estoque de equipamentos de segurança e emergência	• contém itens como extintores, *kits* de primeiros socorros e outros equipamentos de segurança; • é fundamental para garantir a segurança dos colaboradores e usuários do serviço.
Estoque de materiais descartáveis	• inclui embalagens, utensílios descartáveis e outros itens consumíveis; • requer uma gestão adequada para evitar excessos e asseverar a disponibilidade quando necessário.
Estoque de produtos de higiene pessoal e equipamentos de proteção individual (EPIs)	• envolve itens como sabonetes, álcool em gel e EPIs para os colaboradores; • é essencial para manter condições sanitárias adequadas e proteger a saúde dos funcionários.

A gestão eficaz desses diversos tipos de estoques em serviços de alimentação é fundamental para assegurar a qualidade das refeições, evitar desperdícios, cumprir regulamentações sanitárias e garantir operações suaves no ambiente alimentar e nutricional.

3.2.2 Controle de estoque em serviços de alimentação

O controle de estoque em um serviço de alimentação é essencial para assegurar a eficiência operacional e evitar desperdícios desnecessários. Ao manter um registro preciso dos níveis de estoque, a unidade pode otimizar o uso de recursos, prevenir rupturas de insumos e garantir a disponibilidade dos itens necessários para a produção de refeições.

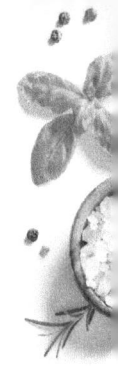

Sob essa perspectiva, além de contribuir para reduzir os custos associados a compras excessivas e à infraestrutura de armazenamento, o controle de estoque fornece dados valiosos para a tomada de decisões estratégicas, promovendo uma operação mais suave, segura e alinhada aos padrões de higiene e segurança. Em suma, trata-se de uma prática essencial que impacta diretamente a eficácia e a eficiência global da unidade.

Ao garantir a disponibilidade de insumos, prevenir desperdícios e facilitar auditorias, o controle de estoque não apenas contribui para a qualidade operacional do serviço, mas também permite uma gestão mais ágil e informada, adaptando-se às demandas dinâmicas da produção alimentar em larga escala.

É possível aplicar métodos diferentes para diferentes tipos de estoques, conforme detalhamos na sequência.

Estoque de alimentos perecíveis

- **Rotação de estoque**: priorizar o uso dos alimentos mais antigos para evitar desperdícios.
- **Registro de validade**: monitorar datas de validade e adotar um sistema de alerta para produtos próximos da data de vencimento.
- **Monitoramento de temperatura**: manter registros regulares da temperatura de armazenamento para preservar a qualidade dos alimentos.

Exemplo: utilizar etiquetas de data nos produtos, assegurando que os ingredientes mais antigos sejam utilizados primeiro.

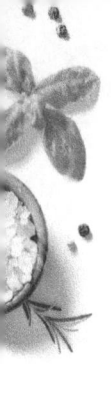

Estoque de alimentos não perecíveis

- **Sistema Fifo (*first in, first out*)**: assegurar que os produtos mais antigos sejam utilizados antes dos recém-chegados.
- **Inventários regulares**: realizar inventários periódicos para verificar a quantidade disponível e evitar a acumulação excessiva.

> Exemplo: elaborar inventários mensais a fim de avaliar os níveis de estoque de itens como grãos, enlatados e massas, ajustando os pedidos conforme necessário.

Estoque de insumos para produção

- **Lista de materiais**: manter uma lista atualizada dos insumos necessários para cada receita.
- **Monitoramento de consumo**: acompanhar o consumo diário e ajustar os pedidos com base nas necessidades previstas.

> Exemplo: manter uma lista detalhada de ingredientes necessários para cada refeição no cardápio, atualizando-a de acordo com mudanças sazonais ou ajustes nas receitas.

Estoque de materiais de limpeza e higiene

- **Registro de saídas e entradas**: manter um registro detalhado das entradas e saídas para evitar a falta de produtos essenciais.
- **Pedidos programados**: desenvolver um cronograma de pedidos com base no consumo médio com vistas a coibir interrupções nos processos de limpeza.

Exemplo: registrar as entradas e saídas de produtos de limpeza, como detergentes e desinfetantes, para evitar interrupções nas atividades de higienização.

Estoque de equipamentos de segurança e emergência

- **Inspeções regulares**: promover inspeções periódicas para garantir que os equipamentos estejam em bom estado de funcionamento.
- **Registro de manutenção**: manter registros de manutenção para assegurar a conformidade com regulamentações de segurança.

Exemplo: agendar inspeções regulares nos extintores de incêndio, registrando cada inspeção para garantir que eles estejam prontos para uso em caso de emergência.

Estoque de materiais descartáveis

- **Controle de distribuição**: implementar um sistema de controle para monitorar a distribuição e o consumo desses materiais.
- **Revisão periódica de necessidades**: avaliar regularmente as necessidades de materiais descartáveis com base na demanda.

Exemplo: implantar um sistema de controle para monitorar o consumo de copos, pratos e talheres descartáveis, realizando pedidos quando necessário.

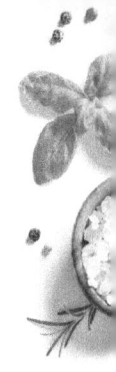

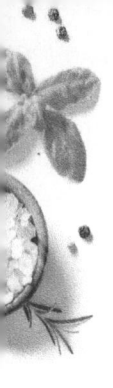

Estoque de produtos de higiene pessoal e de EPIs

- **Solicitação programada**: desenvolver um sistema de solicitação programada para garantir a disponibilidade contínua.
- **Treinamento sobre uso adequado**: treinar os funcionários sobre o uso adequado de EPIs e produtos de higiene pessoal.

Exemplo: estabelecer uma programação de solicitação para uniformes e EPIs para que cada funcionário tenha o necessário.

Em serviços de alimentação, a aplicação desses métodos de controle de estoque contribui para a eficiência operacional, a prevenção de desperdícios e a conformidade com padrões de qualidade e segurança.

3.2.3 Métodos de avaliação de estoque

Para o bom funcionamento de um serviço de alimentação, a gestão eficaz de estoques é fundamental. Nesse processo, a escolha do método de avaliação de estoques é de extrema relevância. Entre os métodos mais comuns, o custo médio ponderado se destaca pela sua simplicidade e aplicabilidade generalizada. Nesse método, o valor total dos produtos disponíveis para venda é dividido pela quantidade total de unidades, resultando em um custo médio atribuído a cada item em estoque. Tal abordagem é especialmente útil em unidades com produtos de valores variados, proporcionando uma visão equitativa dos custos.

O método Peps (primeiro a entrar, primeiro a sair) mantém a premissa de que os primeiros itens a entrar devem ser os primeiros a serem utilizados. Trata-se de uma abordagem eficaz para rastrear a movimentação de produtos, sendo especialmente útil em unidades com grande variedade de insumos. Por outro lado, o método Ueps (último a entrar, primeiro a sair), embora de aplicação mais específica, inverte essa lógica, levando em conta que os últimos itens a entrar devem ser os primeiros a serem consumidos. Essa abordagem pode ser aplicada em situações que envolvem uma significativa variação nos custos dos produtos.

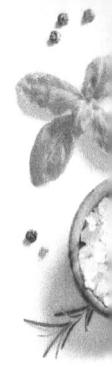

A escolha do método de avaliação de estoques em serviços de alimentação deve levar em consideração diversos fatores, como natureza dos produtos, requisitos legais, padrões contábeis e objetivos específicos da unidade. A documentação cuidadosa das práticas adotadas e a regularidade na revisão e atualização dos métodos são práticas recomendadas para assegurar a conformidade e a eficácia do controle de estoque, proporcionando uma base sólida para a gestão eficiente desses recursos essenciais.

3.3 Política de compras

A política de compras em uma UAN se trata de um conjunto de diretrizes que visa garantir a aquisição eficiente e econômica de insumos e serviços necessários para o funcionamento do serviço. A previsão de compras é um componente crucial desse processo, uma vez que permite estimar as futuras necessidades de insumos com base em dados históricos, cardápios planejados e demandas projetadas. Assim, um planejamento adequado evita a falta de produtos e o excesso de estoque, reduzindo desperdícios e otimizando recursos financeiros.

Nesse sentido, a gestão de estoques corresponde a um aspecto de fundamental importância para promover o equilíbrio entre a disponibilidade de insumos e a minimização dos custos de armazenamento. Isso envolve a definição de níveis de estoque mínimos e máximos, o controle rigoroso de entradas e saídas e a utilização de sistemas de gestão para monitoramento em tempo real. A seleção e a avaliação de fornecedores também desempenham um papel crítico nesse contexto, mediante critérios que incluem a qualidade dos produtos, preços competitivos, a pontualidade nas entregas, a proximidade geográfica e a reputação do fornecedor. Em outras palavras, parcerias estratégicas com fornecedores confiáveis asseguram a continuidade e a qualidade dos insumos.

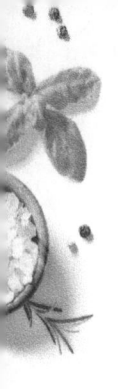

Por seu turno, na política de compras, a curva ABC de custos representa uma ferramenta essencial, na medida em que proporciona a classificação dos insumos de acordo com sua importância e seu impacto financeiro. Nessa ótica, os itens são categorizados em classes, a saber: A (mais importantes e de maior custo), B (importância intermediária) e C (menor importância e custo). Tal classificação ajuda a direcionar os esforços de gestão aos itens mais críticos, otimizando a alocação de recursos e reduzindo custos.

Em suma, a política de compras em UANs é projetada para assegurar a disponibilidade de insumos de alta qualidade, minimizar desperdícios e custos e proporcionar a satisfação dos clientes por meio de um serviço de alimentação bem gerido e confiável.

3.3.1 Estratégias de compra

Para atender às necessidades específicas da unidade, o desenvolvimento de estratégias de compra é crucial. Nessa perspectiva, apresentaremos algumas abordagens que contribuem para que um serviço de alimentação atinja seus objetivos, tais como: compra centralizada *versus* descentralizada; contratos de longo prazo *versus* pedidos pontuais; diversificação de fontes de fornecimento para mitigar riscos.

Compra centralizada *versus* compra descentralizada

A decisão por centralizar ou descentralizar as compras é fundamental na estratégia de aquisição. Enquanto a compra centralizada envolve a concentração das atividades de compra em um único departamento, permitindo maior controle e negociação de volume, a compra descentralizada distribui essa responsabilidade por diferentes setores ou unidades, proporcionando flexibilidade local.

A esse respeito, no Quadro 3.3, a seguir, apresentamos as vantagens e as desvantagens de cada abordagem com base em fatores como custos, eficiência e adaptabilidade às necessidades específicas de cada local.

Quadro 3.3 – Compra centralizada e compra descentralizada: vantagens e desvantagens

Compra centralizada	Vantagens	• **negociação de volume**: ao consolidar as compras, o serviço de alimentação pode negociar grandes volumes, obtendo potenciais descontos e condições favoráveis com os fornecedores; • **padronização**: a centralização permite maior padronização dos insumos adquiridos, garantindo a consistência na qualidade e nos tipos de produtos utilizados em diferentes setores.
	Desvantagens	• **menor flexibilidade local**: a tomada de decisões centralizada pode acarretar menor flexibilidade para atender às necessidades específicas de determinados setores ou unidades; • **tempo de resposta**: processos centralizados podem demandar mais tempo para atender às demandas locais imediatas.

(continua)

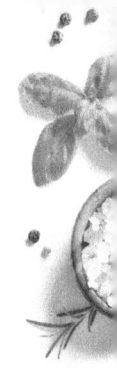

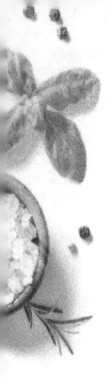

(Quadro 3.3 – conclusão)

Compra descentralizada	Vantagens	• **adaptabilidade local**: a descentralização proporciona maior adaptabilidade às demandas específicas de diferentes setores, levando em consideração particularidades locais; • **rápida tomada de decisões**: setores locais têm maior autonomia para tomar decisões de compra, agilizando o atendimento a demandas imediatas.
	Desvantagens	• **menor poder de negociação**: compras descentralizadas podem resultar em menor poder de negociação, uma vez que o volume adquirido pode ser menor; • **possível falta de padronização**: diferentes setores podem adquirir insumos variados e, com efeito, gerar menor padronização e consistência nos produtos utilizados.

A opção por centralizar ou descentralizar as compras dependerá da estratégia adotada pelo serviço de alimentação considerando a busca por eficiência, o controle de custos e a capacidade de atender às necessidades específicas de cada setor ou unidade.

Contratos de longo prazo *versus* pedidos pontuais

A opção por contratos de longo prazo ou pedidos pontuais impacta diretamente a estabilidade e os custos operacionais da unidade. Nessa ótica, apresentamos, no Quadro 3.4, as vantagens e as desvantagens de firmar contratos de longo prazo, com destaque para a segurança no abastecimento, preços fixos e parcerias estratégicas, bem como abordamos algumas situações em que pedidos pontuais podem ser mais apropriados, proporcionando flexibilidade diante de mudanças na demanda.

Quadro 3.4 – Contratos de longo prazo e pedidos pontuais: vantagens e desvantagens

Contratos de longo prazo	Vantagens	• **segurança no abastecimento**: contratos de longo prazo garantem um suprimento contínuo de insumos, reduzindo o risco de interrupções no fornecimento; • **preços fixos**: o estabelecimento de preços fixos pode proteger a unidade contra flutuações no mercado, proporcionando um melhor controle orçamentário; • **parcerias estratégicas**: relações de longo prazo podem fortalecer parcerias com fornecedores, promovendo uma cooperação mais profunda e alinhada aos objetivos da unidade.
	Desvantagens	• **menor flexibilidade**: contratos de longo prazo podem limitar a capacidade de ajustar rapidamente os volumes de compra em resposta a mudanças nas demandas ou condições do mercado; • **possível rigidez**: condições contratuais podem se tornar rígidas e, com efeito, dificultar a adaptação a novas circunstâncias.
Pedidos pontuais	Vantagens	• **flexibilidade**: pedidos pontuais oferecem maior flexibilidade para ajustar as compras de acordo com variações de demanda e sazonalidade, assim como alterações nas condições do mercado; • **menor comprometimento**: a ausência de contratos de longo prazo implica menor comprometimento, permitindo à unidade explorar diferentes fornecedores e estratégias.
	Desvantagens	• **risco de instabilidade no abastecimento**: a dependência de pedidos pontuais pode elevar o risco de instabilidade no abastecimento, especialmente em momentos de alta demanda; • **exposição a flutuações de preços**: sem contratos fixos, a unidade pode ficar exposta a variações de preços no mercado, o que pode afetar o controle de custos.

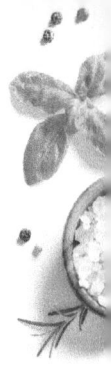

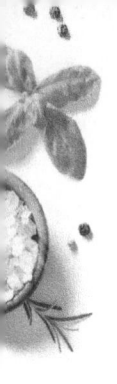

A opção por contratos de longo prazo ou pedidos pontuais dependerá das prioridades estratégicas do serviço de alimentação considerando a importância de estabilidade, o controle de custos, a flexibilidade diante das dinâmicas do mercado e da demanda, a sazonalidade e as variações de preços no mercado.

Diversificação de fontes de fornecimento

Em um serviço de alimentação, a prática de diversificar as fontes de fornecimento é fundamental para fortalecer a cadeia de suprimentos, reduzir riscos e promover a continuidade no abastecimento. Os principais pontos relacionados a essa estratégia estão descritos na sequência:

- **Mitigação de riscos**: reter múltiplos fornecedores diminui a vulnerabilidade da unidade a possíveis problemas como interrupções na produção, questões logísticas ou instabilidade nos mercados.
- **Continuidade do abastecimento**: desenvolver relacionamentos com diferentes fornecedores assegura à unidade maior probabilidade de continuidade no fornecimento, mesmo diante de imprevistos que possam afetar um ou alguns dos provedores.
- **Evitar dependência excessiva**: a dependência excessiva a um único fornecedor pode gerar uma significativa vulnerabilidade, e a diversificação reduz essa dependência, proporcionando à unidade maior controle sobre seu abastecimento.
- **Avaliação da confiabilidade**: estratégias para avaliar a confiabilidade dos fornecedores envolvem análises de histórico de desempenho, reputação no mercado e *feedbacks* de outras organizações que utilizam os mesmos serviços.
- **Capacidade de entrega**: além da confiabilidade, é essencial analisar a capacidade de entrega dos fornecedores, o que

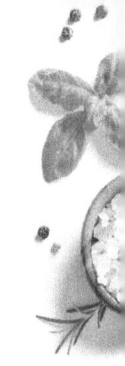

abrange asseverar a infraestrutura logística, a eficiência nos prazos de entrega e a capacidade de adaptação a aumentos na demanda.

- **Resiliência na cadeia de suprimentos**: a diversificação não apenas reduz riscos, como também contribui para a resiliência da cadeia de suprimentos. Em situações de imprevisibilidade, contar com múltiplas fontes auxilia a manter a estabilidade operacional.
- **Negociação de termos favoráveis**: a presença de vários fornecedores pode fortalecer a posição do serviço de alimentação nas negociações, uma vez que a competição entre eles pode acarretar condições mais favoráveis em termos de preços e condições contratuais.

Ao adotar uma abordagem estratégica em relação à diversificação das fontes de fornecimento, o serviço de alimentação se prepara para enfrentar os desafios da área e assegurar um abastecimento consistente, contribuindo para a eficiência operacional e a qualidade dos serviços oferecidos. Dessa maneira, os gestores tornam-se capazes de tomar decisões que otimizam a eficiência das operações de compra, alinham-se aos objetivos organizacionais e favorecem a adaptação a um ambiente dinâmico de negócios.

3.4 **Fornecedores**

Em um serviço de alimentação, os fornecedores são entidades ou empresas responsáveis por fornecer os insumos necessários para a produção das refeições na unidade. Tais insumos podem englobar uma ampla variedade de itens, como alimentos, utensílios de cozinha, produtos de limpeza, equipamentos etc. Portanto, os fornecedores desempenham um papel vital na cadeia de abastecimento, contribuindo diretamente para a operação eficiente e eficaz da unidade.

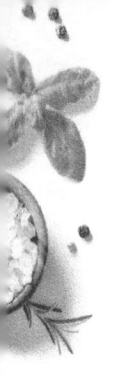

A diversidade de fornecedores pode abranger desde produtores agrícolas e distribuidores de alimentos até empresas especializadas na entrega de produtos de limpeza e equipamentos de cozinha. A relação com esses fornecedores é estratégica e impacta diretamente a qualidade dos serviços prestados. Por essa razão, a seleção cuidadosa dos fornecedores é fundamental para assegurar a obtenção de insumos de alta qualidade, o cumprimento de padrões sanitários e a manutenção de uma cadeia de suprimentos confiável.

Além disso, a atuação dos fornecedores também é essencial nas operações dos serviços de alimentação, sendo peça-chave na engrenagem que sustenta o sucesso de tais instituições. Essa relação vai muito além de uma simples transação comercial; é uma parceria estratégica que impacta diretamente a qualidade dos serviços oferecidos e a eficiência operacional. Desse modo, a seleção criteriosa de fornecedores é uma das primeiras etapas para conquistar uma base sólida para o funcionamento de um serviço de alimentação.

Contudo, é importante ressaltar que a escolha dos fornecedores adequados transcende a mera consideração de preços, na medida em que abarca critérios fundamentais, como confiabilidade, histórico de entrega, qualidade dos produtos e conformidade com normas regulatórias. A qualidade dos insumos fornecidos tem um impacto direto na excelência das refeições produzidas, influenciando a satisfação dos clientes e, por conseguinte, a reputação do local. Ademais, fornecedores confiáveis garantem a continuidade do abastecimento, evitando interrupções que poderiam comprometer a rotina operacional.

Ainda, também é importante reforçar que o aspecto transacional *per se* não é suficiente para estabelecer parcerias estratégicas com fornecedores. Nessa ótica, esse processo envolve o alinhamento de valores e objetivos e o compromisso mútuo com a qualidade. Parcerias de sucesso não apenas asseguram um fluxo contínuo de insumos, como também abrem espaço para a inovação conjunta, o desenvolvimento de soluções personalizadas e, muitas vezes, condições comerciais mais vantajosas.

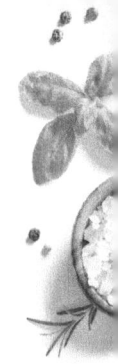

Resumidamente, a gestão eficaz de fornecedores é de extrema relevância para garantir que os serviços de alimentação atinjam padrões elevados de excelência, a satisfação do cliente e a eficiência operacional.

3.4.1 Seleção de fornecedores

A seleção de fornecedores é fundamental para a gestão eficaz de um serviço de alimentação. Assim, no processo de escolha dos fornecedores que abastecerão a unidade, vários fatores devem ser cuidadosamente considerados, tais como:

- **Qualidade dos produtos/serviços**: verificar a qualidade dos produtos fornecidos é essencial. Avaliar amostras, realizar visitas às instalações do fornecedor e revisar certificações de qualidade são práticas recomendadas.
- **Confiabilidade e cumprimento de prazos**: a confiabilidade do fornecedor é de extrema relevância para garantir que os insumos necessários estejam disponíveis conforme o cronograma estabelecido. Avaliar a reputação do fornecedor quanto ao cumprimento de prazos é vital.
- **Preços competitivos**: deve-se analisar a competitividade dos preços oferecidos pelo fornecedor em comparação com outros do mercado. No entanto, é importante não comprometer a qualidade em busca de preços mais baixos.

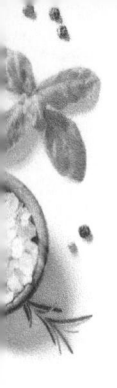

- **Capacidade de atendimento**: trata-se de certificar-se de que o fornecedor tem capacidade para atender à demanda. Isso envolve verificar a capacidade de produção, o estoque disponível e a flexibilidade para atender a picos de consumo.
- **Conformidade legal e ética**: é necessário garantir que o fornecedor esteja em conformidade com todas as regulamentações legais e éticas, o que abrange questões trabalhistas, ambientais e sanitárias.
- **Proximidade geográfica**: em alguns casos, a proximidade geográfica do fornecedor pode ser um fator relevante, especialmente para produtos perecíveis, o que pode impactar os custos logísticos e a agilidade das entregas.
- **Sustentabilidade**: é crucial considerar as práticas sustentáveis do fornecedor, desde a produção até a entrega. Nos últimos anos, o conceito de sustentabilidade tornou-se preocupação crescente e, com efeito, capaz de influenciar sobremaneira a imagem do serviço de alimentação.
- **Experiência no setor**: avaliar a experiência do fornecedor no setor de alimentação e nutrição é fundamental, uma vez que fornecedores especializados têm um entendimento mais aprofundado das necessidades específicas dos serviços de alimentação.

É importante que o serviço de alimentação atente a esses fatores para selecionar seus fornecedores, a fim de consolidar parcerias que contribuam positivamente para suas operações.

Exemplo de conformidade legal e ética

Ao selecionar um fornecedor, é fundamental garantir a conformidade legal e ética. Suponhamos que um serviço de alimentação esteja buscando um fornecedor de carne para incluir no cardápio. Nesse contexto, a conformidade legal envolve a verificação de que o fornecedor atende a todas as normas e regulamentações relacionadas à produção e à distribuição de carne.

- **Critérios:**
  - certificações sanitárias – o fornecedor deve possuir certificações e licenças que atestem que sua operação cumpre com as normas de segurança alimentar e higiene;
  - práticas trabalhistas – a unidade deve assegurar que o fornecedor adere a práticas éticas em relação aos seus trabalhadores, respeitando legislações trabalhistas e garantindo condições de trabalho adequadas;
  - responsabilidade ambiental – a unidade pode considerar a política ambiental do fornecedor, buscando parcerias com aqueles que adotam práticas sustentáveis na produção, minimizando impactos ambientais negativos.

Esses critérios não apenas garantem a qualidade da carne, como também contribuem para uma cadeia de fornecimento ética e legalmente responsável. Além de atender aos padrões exigidos, tal abordagem ainda fortalece a reputação do serviço de alimentação em termos de responsabilidade social e ambiental.

Exemplo de proximidade geográfica

Suponhamos que um serviço de alimentação esteja avaliando fornecedores de hortaliças para garantir a frescura e a qualidade dos produtos. Nesse cenário, a proximidade geográfica pode ser um critério relevante na seleção de fornecedores.

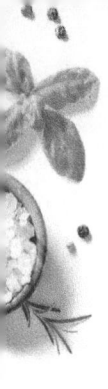

- **Critérios:**

  - tempo de entrega – um fornecedor local pode oferecer tempo de entrega mais curto, permitindo que as hortaliças cheguem frescas e com maior agilidade ao local de produção;
  - redução do impacto ambiental – optar por fornecedores locais também contribui para a redução do impacto ambiental, uma vez que implica menor necessidade de transporte de longa distância;
  - apoio à economia local – escolher fornecedores da região fortalece a economia local, promovendo o desenvolvimento sustentável e gerando benefícios para a comunidade.

Ao considerar a proximidade geográfica como critério de seleção, o serviço de alimentação busca não apenas garantir a qualidade dos produtos, como também promover práticas sustentáveis e apoiar a economia local. Essa abordagem pode ser especialmente eficaz em relação a ingredientes perecíveis, já que o frescor é fator crítico para a qualidade das refeições servidas.

3.4.2 Critérios de avaliação

Em um serviço de alimentação, a avaliação contínua dos fornecedores é essencial para atestar o fornecimento consistente de insumos de alta qualidade. Para tal avaliação, é necessário adotar diferentes critérios, visando à eficiência operacional e à satisfação dos clientes, a saber:

- **Conformidade com normas e legislação**: a primeira consideração ao avaliar fornecedores é asseverar que eles respeitem as normas e regulamentações sanitárias, éticas e legais.

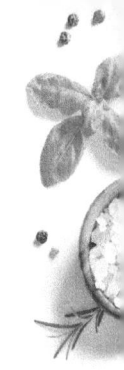

- Certificações e licenças adequadas são indicativos cruciais nesse processo.
- **Qualidade dos produtos**: a qualidade dos insumos fornecidos é um dos critérios mais críticos. Nessa ótica, a unidade deve estabelecer padrões claros de qualidade, desde características sensoriais até questões nutricionais e de segurança alimentar. Amostras e testes de laboratório podem ser realizados regularmente.
- **Confiabilidade e pontualidade**: a capacidade do fornecedor de entregar os produtos conforme acordado é crucial. Avaliar a confiabilidade nas entregas, o cumprimento de prazos e a consistência na qualidade dos produtos é importante para evitar interrupções na produção.
- **Comunicação eficiente**: a comunicação entre o serviço de alimentação e os fornecedores deve ser transparente e eficiente. A capacidade de resposta a consultas, a resolução de problemas e a flexibilidade para ajustar pedidos são aspectos relevantes que contribuem para um relacionamento saudável.
- **Preços competitivos e condições de pagamento**: a avaliação dos custos deve ir além do preço unitário. Em outras palavras, trata-se de considerar as condições de pagamento, os descontos oferecidos e a competitividade global dos preços para uma gestão financeira eficaz.
- **Sustentabilidade e responsabilidade social**: a preocupação com a adoção de práticas sustentáveis e com a responsabilidade social tem sido cada vez mais relevante. Por isso, verificar se os fornecedores fazem uso de políticas ambientais responsáveis e de práticas éticas no tratamento de funcionários favorece uma cadeia de suprimentos mais ética e alinhada aos valores do serviço de alimentação.

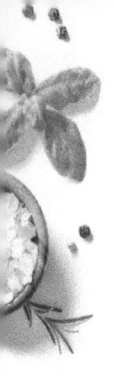

Um elemento-chave nesse processo diz respeito às visitas técnicas, as quais são cruciais para garantir a conformidade, a qualidade e a eficiência na cadeia de suprimentos. A respeito do exposto, apresentamos, na sequência, um passo a passo sobre como conduzir uma visita técnica eficaz.

Planejamento

- **Objetivos claros**: definir claramente os objetivos da visita, tais como verificar condições sanitárias, avaliar processos de produção ou discutir melhorias.
- *Checklist* **de avaliação**: desenvolver um *checklist* com critérios específicos que precisam ser avaliados durante a visita.

Agendamento

- **Comunicação prévia**: informar com antecedência o fornecedor sobre a visita, destacando os objetivos e a necessidade de cooperação.
- **Agendamento flexível**: propor datas e horários flexíveis para garantir a disponibilidade e a colaboração do fornecedor.

Execução da visita

- **Acolhimento**: iniciar a visita com uma reunião de boas-vindas, apresentando a equipe e reiterando os objetivos da avaliação.
- **Observação *in loco***: observar os processos de produção, bem como as condições de higiene, de armazenamento e de transporte de mercadorias.

- **Entrevistas:** realizar entrevistas com funcionários-chave para coletar informações acerca de práticas, treinamentos e comprometimentos com padrões de qualidade.

Registro de dados

- **Fotografias e vídeos:** tirar fotografias ou gravar vídeos a fim de documentar as condições e práticas observadas.
- **Notas detalhadas:** fazer anotações detalhadas sobre cada aspecto avaliado, destacando os pontos fortes e as áreas de melhoria.

Interatividade

- **Esclarecimentos:** proporcionar um diálogo aberto com o objetivo de esclarecer dúvidas, discutir observações e receber *insights* do fornecedor.
- ***Feedback* preliminar:** fornecer um *feedback* preliminar antes de deixar as instalações, mencionando tanto os elementos positivos quanto as oportunidades de melhoria.

Pós-visita

- **Relatório detalhado:** elaborar um relatório detalhado da visita, incluindo análise crítica, recomendações e sugestões de ações corretivas sugeridas.
- **Compartilhamento do relatório:** compartilhar o relatório com o fornecedor para assegurar transparência e colaboração na implementação de melhorias.

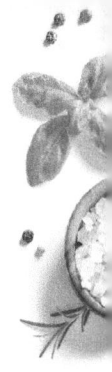

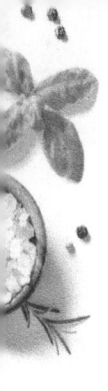

Acompanhamento

- **Reunião de acompanhamento**: agendar uma reunião de acompanhamento para debater sobre o relatório e verificar o progresso nas áreas identificadas para melhoria.
- **Feedback contínuo**: disponibilizar um canal de *feedback* contínuo com vistas a garantir que os padrões acordados sejam mantidos ao longo do tempo.

Conduzir visitas técnicas de maneira sistemática e colaborativa é essencial para estabelecer parcerias sólidas e atestar que os fornecedores atendam aos padrões exigidos pela unidade.

3.4.3 Relacionamento com fornecedores

A gestão eficaz de relacionamentos com fornecedores é um dos alicerces fundamentais para o sucesso operacional de um serviço de alimentação. Firmar e manter parcerias sólidas com fornecedores confiáveis são tarefas complexas, mas essenciais para garantir um fluxo contínuo de insumos, assim como consistência na qualidade e na eficiência operacional. Nesse contexto, o processo de seleção de fornecedores é crucial e envolve realizar pesquisas de mercado, avaliar os históricos de entrega e a reputação dos fornecedores, além de prezar pela transparência nas negociações.

Os contratos detalhados são a espinha dorsal das relações entre serviços de alimentação e fornecedores, na medida em que delineiam com clareza os prazos, as condições de entrega, os padrões de qualidade e os preços acordados. Optar por contratos de longo prazo proporciona estabilidade, permitindo que ambas as partes planejem a médio e longo prazos, enquanto contratos flexíveis podem ser vantajosos em cenários dinâmicos. Ademais, a comunicação aberta, frequente e transparente é um pilar central para assegurar que as partes compreendam e atendam às expectativas.

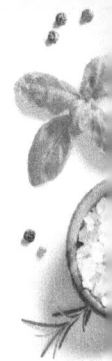

Ainda, negociações justas e transparentes são imperativas para manter relações sustentáveis. Isso envolve a busca por termos contratuais que beneficiem as duas partes, tais como descontos por volume ou prazos flexíveis de pagamento. O monitoramento contínuo do desempenho dos fornecedores, estabelecendo KPIs, possibilita avaliar a qualidade dos produtos, o cumprimento de prazos e a conformidade contratual. Além disso, a resolução proativa de problemas, por meio de uma comunicação aberta e eficiente, fortalece ainda mais o relacionamento e previne potenciais obstáculos operacionais.

Em síntese, a gestão estratégica de relacionamentos com fornecedores é fundamental para a operação bem-sucedida dos serviços de alimentação. Essa abordagem sistemática, quando implementada, contribui para a continuidade do abastecimento, a qualidade dos produtos e a estabilidade operacional, representando as bases para o sucesso a longo prazo.

Em resumo, o relacionamento com os fornecedores engloba os seguintes aspectos:

- identificação e seleção de fornecedores;
- contratos e acordos claros;
- comunicação eficiente;
- negociação justa e transparente;
- monitoramento de desempenho;
- resolução de problemas eficiente.

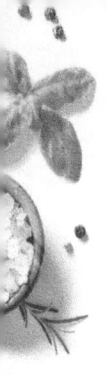

3.4.4 Parcerias estratégicas

O estabelecimento de parcerias estratégicas com fornecedores é crucial para garantir uma cadeia de suprimentos eficiente e sustentável. Considerando isso, destacamos, em seguida, algumas diretrizes para criar e manter parcerias estratégicas bem-sucedidas.

Entendimento mútuo

- **Conheça as necessidades do fornecedor**: compreender as operações, as capacidades e os objetivos do fornecedor.
- **Compartilhe as necessidades da unidade**: expressar claramente as necessidades, as expectativas e as metas do serviço de alimentação.

Transparência e comunicação

- **Comunicação aberta**: manter canais de comunicação abertos e eficazes para discutir questões operacionais, mudanças nos requisitos ou oportunidades de melhoria.
- **Transparência nas informações**: compartilhar informações relevantes sobre volumes de compra, previsões e planejamento estratégico.

Alinhamento de valores e missão

- **Valores compartilhados**: contratar fornecedores cujos valores e compromissos estejam alinhados aos do serviço de alimentação, a exemplo de sustentabilidade, qualidade e ética.

- **Missão e objetivos alinhados**: garantir que as missões e os objetivos da unidade e do fornecedor estejam em harmonia.

Contratos claros e flexíveis

- **Documentação adequada**: elaborar contratos claros, abordando prazos, condições de pagamento, padrões de qualidade e outras cláusulas relevantes.
- **Flexibilidade**: confeccionar contratos que permitam ajustes conforme as necessidades e a evolução do relacionamento.

Avaliação contínua de desempenho

- **Indicadores de desempenho**: estabelecer KPIs para avaliar o fornecedor regularmente.
- **Reuniões de avaliação**: promover reuniões periódicas a fim de revisar o desempenho, identificar áreas de melhoria e reconhecer conquistas.

Gestão de riscos e resiliência

- **Avaliação de riscos**: identificar e avaliar os potenciais riscos associados ao fornecedor.
- **Planos de contingência**: desenvolver planos de contingência para lidar com possíveis interrupções na cadeia de suprimentos.

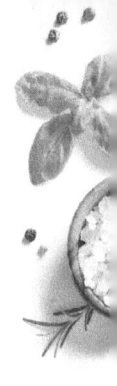

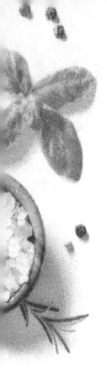

Incentivos e reconhecimento

- **Incentivos para melhoria contínua:** oferecer incentivos para o aprimoramento contínuo, como descontos por desempenho excepcional, por exemplo.
- **Reconhecimento público:** reconhecer publicamente os fornecedores que contribuem significativamente para o sucesso do serviço de alimentação.

Colaboração em inovação

- **Fomento à inovação:** encorajar a colaboração em iniciativas inovadoras, como o desenvolvimento conjunto de produtos ou processos.
- **Compartilhamento de melhores práticas:** manter um ambiente de compartilhamento de melhores práticas para benefício mútuo.

Firmar parcerias estratégicas requer comprometimento, transparência e uma abordagem colaborativa. Sob essa perspectiva, ao construir relacionamentos sólidos com fornecedores, as unidades podem garantir um fornecimento consistente de insumos de alta qualidade, promovendo eficiência operacional e conquistando a satisfação dos clientes.

3.5 Curva ABC de custos

Na gestão de serviços de alimentação, a aplicação da curva ABC de custos é uma prática essencial para identificar, categorizar e otimizar o gerenciamento financeiro. Também conhecida como *análise ABC*, trata-se de uma ferramenta de gestão que teve sua origem no campo da administração de estoques e gestão de materiais. O conceito foi introduzido durante os anos 1950 por Joseph Juran, renomado consultor e especialista em qualidade.

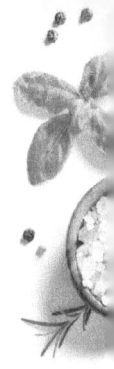

A ideia principal que embasa a curva ABC consiste em identificar e priorizar itens com base em sua importância relativa para a organização. Inicialmente aplicada na área de gestão de estoques, essa abordagem foi posteriormente adaptada para diversas áreas, incluindo finanças, produção e, mais recentemente, a gestão de serviços de alimentação.

Na gestão de estoques, essa prática é frequentemente utilizada para classificar produtos considerando sua contribuição para o valor total do estoque e seu impacto na operação. Nesse sentido, os itens A geralmente representam uma pequena porcentagem em número, mas contribuem significativamente para o valor total, enquanto os itens C são mais numerosos, mas de menor impacto financeiro.

Em um serviço de alimentação, ela é empregada com o objetivo de categorizar e priorizar os custos associados à aquisição de insumos, alimentos e outros elementos essenciais para o funcionamento da unidade. Essa análise possibilita que os gestores identifiquem áreas críticas que requerem atenção especial, otimizando a alocação de recursos e favorecendo a adoção de estratégias de negociação com fornecedores.

A aplicação da curva ABC tornou-se um padrão em muitas organizações devido à sua eficácia na identificação de áreas críticas e na alocação eficiente de recursos. Nos serviços de alimentação, em que a gestão financeira e de estoques desempenha um papel crucial, o emprego dessa ferramenta proporciona uma visão estratégica fundamental para assegurar a eficiência operacional e a sustentabilidade financeira.

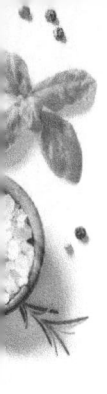

Análise ABC e sua aplicação em serviços de alimentação

A curva ABC é uma ferramenta que classifica os itens de acordo com sua importância relativa. Em serviços de alimentação, essa metodologia pode ser aplicada aos custos, permitindo uma alocação eficiente de recursos. A análise ABC classifica os itens em três categorias:

1. **Itens A (vitais)**: são os custos de maior relevância e que demandam atenção especial devido ao seu impacto significativo na operação financeira da unidade. Representa aproximadamente 70% do custo total, aplicado a cerca de 20% dos itens considerados. Trata-se de produtos de alto valor monetário em relação ao montante total.
2. **Itens B (moderados)**: dizem respeito aos custos de importância intermediária. O gerenciamento desses custos é necessário, mas eles não exercem o mesmo impacto crítico que os itens A. Correspondem a aproximadamente 20% do custo total, aplicado a cerca de 30% dos itens considerados. Os itens B incluem produtos de valor monetário intermediário em relação ao montante total.
3. **Itens C (menos significativos)**: referem-se a custos de menor relevância financeira. A atenção a esses itens é necessária, embora seu impacto na gestão geral seja menor. Representam cerca de 10% do custo total, aplicado a aproximadamente 50% do total de produtos. São produtos de baixo valor monetário em relação ao montante total.

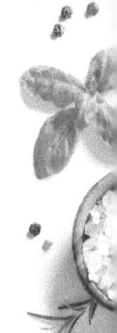

A Tabela 3.1, a seguir, traz um resumo da análise ABC:

Tabela 3.1 – Análise ABC

Grupo	% do custo total	% dos itens
A	70%	20%
B	20%	30%
C	10%	50%

A denominação *curva ABC* se deve à sua representação gráfica em forma de curva. Tal representação é construída ordenando-se os itens (produtos, clientes ou, no contexto específico, custos) de acordo com sua importância relativa, que geralmente é determinada pelo valor monetário.

Na curva ABC, os itens são dispostos em ordem decrescente de importância, e a curva resultante mostra visualmente a contribuição percentual de cada item para o total acumulado. Os itens de maior importância ficam no topo da curva, representando uma parcela significativa do total, enquanto os itens menos importantes constam na base da curva. Essa visualização facilita a rápida identificação dos itens de maior impacto ou contribuição em relação ao todo, como mostra o Gráfico 3.1, a seguir.

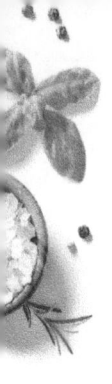

Gráfico 3.1 – Impacto referente à contribuição por item segundo a classificação da curva ABC

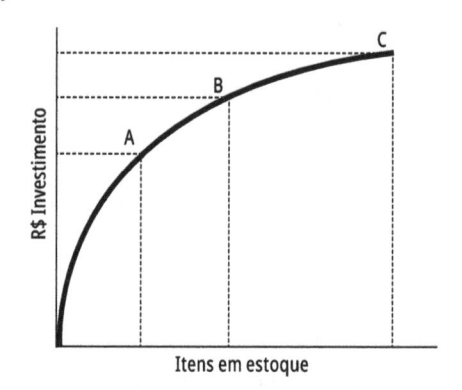

Uma abordagem adicional para esclarecer a curva ABC é promover a organização dos insumos e de seus respectivos valores em ordem decrescente, criando uma tabela, tal como demonstrado na Tabela 3.2, a seguir.

Tabela 3.2 – Organização e valores de insumos em ordem decrescente

Item	Produto	Unidade	Consumo Mensal	Custo Unitário (R$)	Custo Total (R$)	Percentual sobre o total	Percentual acumulado
			Classe A: 70% dos gastos				
1	Bife de patinho	kg	295	R$ 26,50	R$ 7.871,50	42,40	42,40
2	Frango em tiras	kg	184	R$ 17,50	R$ 3.222,00	17,46	59,87
3	Arroz parboilizado	kg	600	R$ 4,50	R$ 2.700,00	14,64	74,51
			Classe B: 20 dos gastos				
4	Feijão preto	kg	245	R$ 6,50	R$ 1.592,50	8,64	83,15
5	Alho	kg	25	R$ 28,00	R$ 700,00	3,80	86,94

(continua)

(Tabela 3.2 – conclusão)

Item	Produto	Unidade	Consumo Mensal	Custo Unitário (R$)	Custo Total (R$)	Percentual sobre o total	Percentual acumulado
6	Óleo de soja	L	75	R$ 5,33	R$ 399,75	2,17	89,11
7	Banana prata	unid.	875	R$ 0,40	R$ 350,00	1,90	91,01
Classe C: 10% dos gastos							
8	Batata inglesa	kg	100	R$ 3,50	R$ 350,00	1,90	92,91
9	Farinha de milho	kg	120	R$ 2,90	R$ 348,00	1,89	94,80
10	Cenoura	kg	80	R$ 3,99	R$ 319,00	1,73	96,53
11	Acelga	kg	60	R$ 3,25	R$ 195,00	1,06	97,59
12	Cebola	kg	80	R$ 2,00	R$ 160,00	0,87	98,45
13	Margarina	pote 500 g	35	R$ 4,43	R$ 155,05	0,84	99,29
14	Sal	kg	50	R$ 2,60	R$ 130,00	0,71	100,00

Portanto, nos serviços de alimentação, a aplicação da curva ABC é fundamental para a gestão de compras e estoque. Sob essa ótica, ao identificar e categorizar os itens segundo sua importância relativa, os gestores podem direcionar seus esforços de modo mais eficiente, otimizando o controle de custos e melhorando a eficiência operacional.

A respeito disso, apresentamos, na sequência, algumas considerações importantes e cuidados a serem observados após a elaboração da curva ABC:

- **Foco nos itens de maior relevância financeira (Classe A)**: itens classificados na classe A demandam um controle mais rigoroso e uma gestão detalhada, pois representam uma parcela significativa dos custos totais do estoque. Portanto, é fundamental certificar-se de manter um estoque adequado desses itens a fim de evitar qualquer impacto negativo no desempenho da unidade.

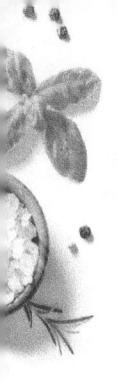

- **Gestão flexível dos itens menos significativos (Classe C):** itens classificados na classe C podem ser gerenciados com maior flexibilidade, permitindo otimizar a eficiência e reduzir os custos operacionais. Sendo assim, é importante fazer uso de estratégias que garantam a disponibilidade desses itens, mas sem a necessidade de um controle tão detalhado.
- **Revisão periódica da curva ABC:** a dinâmica dos negócios pode ser modificada ao longo do tempo. Por essa razão, é crucial revisar periodicamente a curva ABC para acompanhar as eventuais alterações nas demandas, nos custos e nas prioridades da unidade.
- **Avaliação do desempenho dos fornecedores:** a curva ABC pode ser utilizada como base para avaliar o desempenho dos fornecedores, priorizando parcerias estratégicas com aqueles que fornecem itens mais relevantes.
- **Negociação estratégica:** trata-se de direcionar os esforços de negociação aos itens da classe A, com o objetivo de obter condições mais favoráveis, descontos por volume e acordos de longo prazo, quando aplicável.
- **Monitoramento de tendências de consumo:** observar as tendências de consumo com o passar dos anos é fundamental para garantir que as previsões de compras estejam alinhadas às mudanças nas demandas dos clientes e na sazonalidade.
- **Cuidado com rupturas e excesso de estoque:** é vital evitar rupturas de estoque em relação a itens críticos (classe A) e a excesso de estoque para itens menos críticos (classe C), balanceando disponibilidade e eficiência operacional.

Quando aplicada com diligência e acompanhada de estratégias adequadas, a curva ABC proporciona uma visão valiosa para a gestão eficiente de compras e estoque nos serviços de alimentação, contribuindo para diminuir custos, otimizar recursos e melhorar o desempenho global da unidade.

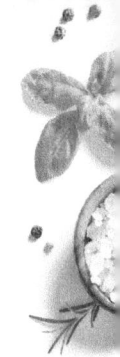

Estratégias de gestão baseadas na curva ABC em serviços de alimentação

A gestão baseada na curva ABC constitui uma abordagem estratégica fundamental para otimizar o desempenho dos serviços de alimentação. Essa metodologia classifica os itens de acordo com sua importância relativa, permitindo aos gestores concentrarem seus esforços nos aspectos mais críticos.

A seguir, exploramos algumas estratégias específicas para as categorias A, B e C da curva ABC.

Categoria A: itens de alta relevância financeira

- **Controle rigoroso e gestão detalhada**
    - Itens de classe A demandam um controle mais rígido devido à sua alta relevância financeira. Portanto, é importante implementar práticas rigorosas de monitoramento de estoque e reabastecimento para garantir a disponibilidade constante.

- **Negociações estratégicas**
    - Promover negociações estratégicas com os fornecedores desses itens, a fim de obter condições mais vantajosas, descontos por volume e acordos de longo prazo para garantir estabilidade no abastecimento.

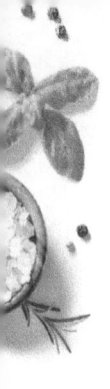

Categoria B: itens de valor intermediário

- **Gestão equilibrada**
  - Itens de classe B requerem uma gestão equilibrada entre rigor e flexibilidade. Diante disso, é essencial monitorar o estoque com eficiência, priorizando o controle de custos, mas sem a necessidade de realizar um detalhamento tão minucioso em comparação com os itens da classe A.

- **Diversificação de fornecedores**
  - É fundamental evitar a dependência de um único fornecedor para os itens da classe B. Ou seja, diversificar as fontes de fornecimento pode contribuir para reduzir os riscos associados a possíveis variações de preço e disponibilidade.

Categoria C: itens de baixo valor monetário

- **Gestão flexível e otimização de custos**
  - Itens de classe C permitem uma gestão mais flexível. Por isso, é possível implementar estratégias que otimizem os custos operacionais, como compras em quantidades maiores para aproveitar descontos e reduzir custos com transporte.

- **Revisão periódica de necessidades**
  - É importante proceder a revisões regulares das necessidades dos itens de classe C, ajustando as estratégias de aquisição conforme as mudanças nas demandas ou nas condições de mercado.

Monitoramento contínuo e revisão periódica

- **Atualização da curva ABC**
  - Considerando que a dinâmica dos negócios pode evoluir, torna-se essencial fazer uma atualização periódica da curva ABC com o objetivo de se alinhar às alterações de prioridades e condições do mercado.

- **Aprimoramento constante**
  - É necessário fomentar uma cultura de melhoria contínua, na intenção de aprimorar os processos e identificar oportunidades de eficiência com base nas informações fornecidas pela curva ABC.

Integração com tecnologia

- **Sistemas de gestão integrada**
  - É essencial utilizar sistemas de gestão integrada que incorporem a curva ABC, facilitando o monitoramento, a análise e a tomada de decisões informada em tempo real.

- **Automatização de processos**
  - Automatizar processos de pedido, reabastecimento e monitoramento de estoque é relevante para diminuir a ocorrência de erros humanos, bem como para melhorar a eficiência operacional.

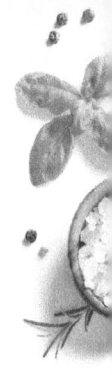

Nos serviços de alimentação, a curva ABC é uma ferramenta dinâmica de gestão que, quando efetivamente implementada, proporciona uma visão holística do estoque, alinhando as estratégias de compras e gestão de estoque às prioridades financeiras da empresa. Essas estratégias visam equilibrar disponibilidade, custos e eficiência, contribuindo para o sucesso global da unidade.

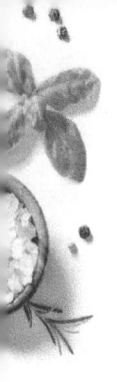

Para saber mais

ANA, M. F. S. A curva ABC na gestão de estoque. **Brazilian Journal of Development**, v. 7, n. 5, p. 53737-53749, maio 2021. Disponível em: <https://ojs.brazilianjournals.com.br/ojs/index.php/BRJD/article/view/30580>. Acesso em: 28 jun. 2024.

Nesse artigo, o autor discute os princípios e as práticas da curva ABC, com foco nas unidades de alimentação e nutrição (UANs) do setor privado, ao explicar como a classificação dos itens em categorias A, B e C permite uma gestão mais direcionada e estratégica, na medida em que prioriza os itens de maior valor e impacto financeiro. Trata-se de uma leitura essencial para aqueles que buscam entender a aplicação prática da curva ABC e seus benefícios na otimização de estoques.

PEREIRA, L. C. A.; FLOR, T. B. M.; CALAZANS, D. L. M. S. Gestão de custos no serviço público: proposta de metodologia para análise e controle em unidades de alimentação e nutrição. **Revista Ciência Plural**, v. 5, n. 2, p. 32-48, 2019. Disponível em: <https://periodicos.ufrn.br/rcp/article/view/17706>. Acesso em: 28 jun. 2024.

O texto indicado para leitura oferece uma metodologia detalhada para a análise e o controle de custos, com destaque para a importância de uma abordagem estruturada na gestão de estoques em instituições públicas, proporcionando ferramentas e estratégias para a aplicação eficaz da curva ABC.

Síntese

Nos serviços de alimentação, o processo de previsão de compras é vital para a eficiência operacional. Antes mesmo de fazer os pedidos, é necessário antecipar as demandas com base em diversos fatores. A elaboração do cardápio é o ponto de partida, considerando o tipo de serviço, a frequência de necessidade, a disponibilidade financeira, os cardápios planejados, a quantidade de alimentos e a sazonalidade. Nessa ótica, a previsão é uma atividade que antecede a compra efetiva, sendo fundamental considerar o perfil da unidade, a quantidade de refeições, a disponibilidade financeira e a sazonalidade dos itens.

Por sua vez, o gerenciamento de estoque compreende a manutenção de níveis adequados para atender à demanda sem excessos ou faltas. Sob essa perspectiva, as noções de estoques mínimo, médio e máximo são essenciais. O estoque mínimo representa o nível de reserva para prevenir eventualidades, o estoque médio se refere à quantidade para as operações diárias e o estoque máximo diz respeito aos limites para garantir o recebimento do próximo pedido. Tais parâmetros constituem indicadores de extrema importância, na medida em que alertam os gestores em relação à necessidade de promover ajustes e otimizações.

A política de compras em serviços de alimentação envolve a adoção de estratégias para a aquisição de insumos. A opção pela compra centralizada ou descentralizada se traduz em uma decisão estratégica que impacta diretamente a eficiência e os custos operacionais da organização. Diante disso, estabelecer critérios para a escolha de fornecedores, definir a periodicidade de abastecimento e sistematizar requisitos são aspectos-chave. Em serviços de alimentação sujeitos à licitação, critérios legais devem ser seguidos, enquanto, em outros, a relevância recai em fatores como credibilidade, pontualidade e qualidade.

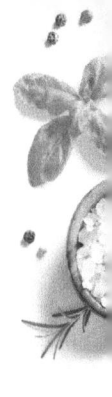

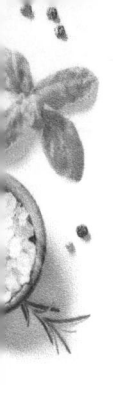

Ainda no contexto dos serviços de alimentação, os fornecedores desempenham papel crucial na cadeia de suprimentos. A esse respeito, a seleção de fornecedores deve considerar fatores como proximidade geográfica, preços competitivos, credibilidade, cumprimento de especificações e atendimento pré e pós-venda. Além disso, a avaliação contínua é essencial para manter parcerias estratégicas, uma vez que estabelecer e manter um relacionamento sólido com os fornecedores contribui para a estabilidade e a qualidade dos insumos.

Também, a aplicação da curva ABC de custos constitui uma prática essencial que visa classificar e priorizar itens segundo sua importância relativa. Assim, os itens são categorizados em grupos A, B e C, os quais indicam sua relevância financeira. Tal análise favorece o direcionamento de estratégias de gestão que foquem nos produtos que mais influenciam nos custos totais. Dessa maneira, a Curva ABC proporciona uma visão clara da contribuição de cada item para otimizar recursos e melhorar a eficiência operacional.

Todos esses elementos, quando integrados, compõem um conjunto coeso que orienta a gestão eficiente em serviços de alimentação, garantindo o equilíbrio entre oferta, demanda, custos e qualidade.

Questões para revisão

1. Assinale a alternativa que apresenta a principal diferença entre custo e despesa em um serviço de alimentação:
    a) Os custos são gastos diretos na produção, enquanto as despesas estão relacionadas à administração.
    b) As despesas referem-se apenas aos custos alimentares, excluindo outros gastos.
    c) Custos e despesas são sinônimos na gestão de serviços de alimentação.

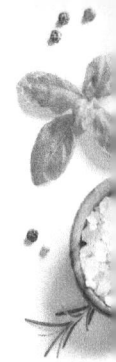

d) Os custos envolvem apenas salários, enquanto as despesas dizem respeito a todos os outros gastos.
e) As despesas estão vinculadas à produção, e os custos, à administração.

2. O papel do nutricionista gestor em uma unidade de alimentação e nutrição (UAN) envolve múltiplos desafios, o que inclui gerenciar a flexibilidade de produção sem comprometer a eficiência e a produtividade, promover uma gestão de custos eficiente e fornecer refeições satisfatórias em aspectos sensoriais, nutricionais e higiênico-sanitários. Com base nessas considerações, assinale a seguir a alternativa correta a respeito do controle de custos:
    a) O controle de custos em uma UAN se baseia exclusivamente nos valores associados aos serviços fornecidos por pessoas físicas e outras empresas.
    b) Tipicamente, os custos são categorizados, do ponto de vista econômico, como *diretos* e *indiretos*, e, contabilmente, como *fixos* ou *variáveis*, sendo que os custos indiretos e variáveis demandam maior controle.
    c) Manter padrões adequados de identidade e qualidade no recebimento, na manipulação e na distribuição dos alimentos assegura a qualidade das refeições e reduz o desperdício.
    d) Aumentos no custo dos gêneros alimentícios não afetam o lucro das refeições, visto que os custos fixos podem ser ajustados para compensar esse incremento.
    e) As alternativas a e b estão corretas.

3. Sobre a gestão de custos em uma unidade de alimentação e nutrição (UAN), assinale a alternativa correta:
    a) Considerada como custo fixo, a matéria-prima consiste em qualquer material agregado ao produto acabado e seu consumo é proporcional ao volume da produção.

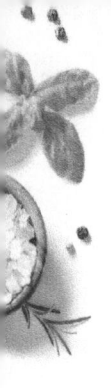

b) O custo de mão de obra é obtido pela somatória de encargos sociais, benefícios, provisões e encargos tributários.
c) O custo unitário é obtido pela divisão entre o custo global de produção (custo fixo e variável) e a quantidade produzida de refeições.
d) Em relação à maior ou menor facilidade de apuração contábil de seus valores na produção de determinados bens ou serviços, os custos podem ser fixos ou variáveis.
e) Nenhuma das alternativas anteriores está correta.

4. Como a análise dos custos fixos e variáveis pode contribuir para determinar o preço de venda das refeições em uma unidade de alimentação e nutrição (UAN)?

5. Discorra sobre a importância da curva ABC na gestão de estoque de uma unidade de alimentação e nutrição (UAN) e explique como essa ferramenta pode ser utilizada para otimizar os processos de compra e armazenamento.

Questões para reflexão

1. Em sua opinião, na gestão de insumos em um serviço de alimentação, como a curva ABC pode contribuir para uma gestão mais eficiente e econômica? Considere situações em que essa ferramenta pode ser especialmente útil, destacando benefícios e desafios associados.

2. Discuta a importância da gestão de custos em serviços de alimentação. Em que medida a compreensão e o controle efetivo dos custos podem influenciar positivamente a eficiência operacional, a qualidade dos serviços e, consequentemente, a satisfação dos clientes? Apresente exemplos práticos que evidenciem a relação entre uma gestão eficaz de custos e o desempenho geral de um serviço de alimentação.

Capítulo 4
Cardápios e alimentos

Rosicler de Oliveira Coutinho

Conteúdos do capítulo:

- Montagem de cardápio.
- Apresentação dos alimentos.
- Ficha técnica.
- Boas práticas de manipulação.
- Procedimentos operacionais padronizados.
- Método HACCP.

Após o estudo deste capítulo, você será capaz de:

1. elaborar de forma criteriosa a composição de diversos padrões de cardápio;
2. confeccionar fichas técnicas de diferentes preparações;
3. reconhecer e utilizar ferramentas de qualidade utilizadas na área de alimentos.

4.1 Montagem de cardápio

A alimentação é uma necessidade básica do ser humano e, além de fornecer nutrientes essenciais, consiste em uma experiência cultural, social e emocional. A forma como os alimentos são apresentados e servidos desempenha um papel crucial na satisfação e no bem-estar dos consumidores, especialmente em ambientes tais como os serviços de alimentação. Nesses locais, a montagem de cardápios e a disposição dos pratos têm um impacto profundo na saúde, no apelo visual, na aceitação e no sucesso da operação.

Os cardápios não são apenas listas de preparações oferecidas, e sim uma representação do compromisso da unidade com a qualidade nutricional e sensorial da refeição. A elaboração de um cardápio resulta de um planejamento que leva em conta não apenas aspectos nutricionais, culturais, sazonais e as preferências dos consumidores, mas também fatores como custo, seleção e disponibilidade de fornecedores, bem como parâmetros legais e normativos.

Por isso, é fundamental compreendermos a importância de um cardápio bem elaborado e da apresentação dos alimentos em um serviço de alimentação, uma vez que os elementos que o compõem impactam a satisfação dos clientes, a eficiência operacional, a saúde pública e, em última análise, contribuem para o alcance dos objetivos de saúde e bem-estar da comunidade servida.

Um cardápio traz uma descrição detalhada das opções de alimentos e bebidas disponíveis em um estabelecimento de alimentação. Sendo assim, não se trata apenas de uma simples lista de preparações, pois inclui informações sobre ingredientes, métodos de preparo, porções, combinações de alimentos e, muitas vezes, valores nutricionais. Logo, ele serve como uma ferramenta crucial de comunicação entre a equipe de cozinha e os consumidores, fornecendo dados fundamentais a respeito das refeições oferecidas.

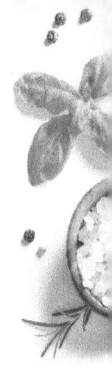

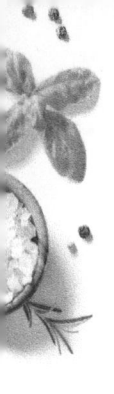

Na operação de um serviço de alimentação, o cardápio é o principal instrumento de trabalho do nutricionista. Sua relevância se manifesta em diversos aspectos, tais como:

- **Atendimento às necessidades nutricionais:** o cardápio é a principal maneira de assegurar que os consumidores recebam uma dieta equilibrada e nutricionalmente adequada. Mediante a variedade de opções alimentares apresentadas, é possível oferecer refeições que atendam às diferentes necessidades e restrições dietéticas dos clientes, seja por questões de saúde, seja por preferências pessoais ou crenças alimentares.
- **Satisfação do cliente:** um cardápio bem elaborado pode aumentar a satisfação do cliente. A diversidade de opções e a apresentação adequada dos pratos podem atrair os consumidores, proporcionando-lhes uma experiência gastronômica agradável. A disponibilidade de informações detalhadas sobre as preparações, a exemplo de ingredientes e técnicas de preparo, também contribui para influenciar positivamente a escolha dos consumidores.
- **Gestão de custos e rentabilidade:** ao planejar e estruturar o cardápio de forma eficiente, é possível controlar os custos operacionais e otimizar a rentabilidade do negócio, o que engloba a seleção cuidadosa dos ingredientes, a avaliação da sazonalidade dos alimentos, a análise da demanda dos consumidores e o cálculo adequado dos valores dos serviços oferecidos.
- **Organização e eficiência operacional:** o cardápio é uma ferramenta fundamental para a organização da produção na cozinha, uma vez que orienta a equipe a respeito dos pratos a serem preparados, evitando equívocos e atestando a eficiência dos processos de produção, além de auxiliar no gerenciamento do

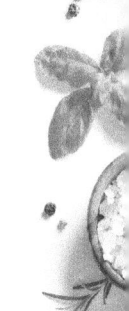

estoque, orquestrando a periodicidade de entrega dos gêneros e otimizando o uso dos ingredientes disponíveis.

- **Gestão de pessoas**: a partir da definição do padrão de cardápio a ser executado, também se torna possível planejar os recursos humanos necessários, isto é, estruturar a equipe de produção com relação ao nível de especialização pertinente, ao quantitativo de mão de obra, à escala de trabalho, entre outros aspectos.
- **Dimensionamento do serviço de alimentação e dos equipamentos**: a preocupação com a qualidade na produção de refeições e, consequentemente, com o atendimento da clientela depende de um planejamento físico adequado, o qual constitui fator condicionante para a construção e a montagem de um serviço de alimentação. Assim, com base no cardápio estabelecido, é possível dimensionar o espaço físico, bem como os equipamentos necessários para a execução do serviço. Por sua vez, em um local previamente existente, é preciso adequar o cardápio considerando a capacidade de produção do local, uma vez que nem sempre há como alterar a estrutura física.
- **Marketing e imagem do estabelecimento**: o cardápio ainda exerce função importante no marketing e na imagem do estabelecimento. Uma apresentação atraente, com descrições apelativas e visuais de alta qualidade, pode influenciar positivamente a percepção dos consumidores sobre a qualidade e a proposta gastronômica do local, principalmente em restaurantes comerciais.

Em suma, o cardápio é uma ferramenta multifuncional que transcende o mero conceito de lista de refeições. Diante disso, a elaboração cuidadosa e a atualização contínua são fundamentais para o sucesso operacional e a satisfação dos clientes em serviços de alimentação.

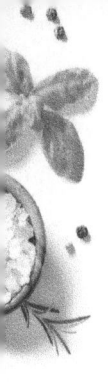

4.1.1 Tipos de cardápios

Basicamente, existem dois tipos de cardápio que atendem às necessidades do mercado: o cardápio institucional e o cardápio comercial.

Cardápio institucional

O cardápio institucional é direcionado a um público específico em ambientes como escolas, hospitais, presídios, empresas, creches, entre outros estabelecimentos. Nesse sentido, ele prioriza o atendimento das necessidades nutricionais dos clientes seguindo diretrizes específicas de saúde e bem-estar, além de considerar restrições alimentares e dietéticas.

Por ser incorporado a espaços em que os comensais frequentemente fazem suas refeições, é necessário que tais ambientes respeitem normas e legislações que atestem a segurança higiênico-sanitária dos alimentos.

A depender do local de produção de refeições, existe uma legislação específica norteadora, conforme descrevemos a seguir:

- Escolas, creches e afins se orientam pelo Programa Nacional de Alimentação Escolar (PNAE) – Lei n. 11.947, de 16 de junho de 2009 –, cujo objetivo é contribuir

   para o crescimento e o desenvolvimento biopsicossocial, a aprendizagem, o rendimento escolar e a formação de hábitos alimentares saudáveis dos alunos, por meio de ações de educação alimentar e nutricional e da oferta de refeições que cubram as suas necessidades nutricionais durante o período letivo. (Brasil, 2009)

- Empresas, indústrias e afins têm como base o Programa de Alimentação do Trabalhador (PAT), que possui como meta "a melhoria das condições nutricionais dos trabalhadores visando à promoção de sua saúde e prevenção das doenças profissionais, por meio da concessão de incentivos fiscais" (Brasil, 2023, p. 5).

Cardápio comercial

Voltado para restaurantes, bares, hotéis e estabelecimentos similares que visam à venda de alimentos e serviços de refeição, o cardápio comercial oferece uma ampla gama de opções, priorizando a variedade e a criatividade nas preparações com o objetivo de atrair os clientes e satisfazer seus paladares. Nesse sentido, a diversificação é uma estratégia para atração e fidelização.

Esse padrão engloba os seguintes serviços:

- **À la carte**: os pratos e seus preços são listados separadamente, e os clientes fazem suas escolhas a partir de opções individuais. Cada refeição é preparada e servida de acordo com o pedido do consumidor. Trata-se de um estilo de cardápio muito comum em restaurantes de alta gastronomia, em que as preparações são mais elaboradas e personalizadas.
- **Self-service**: nesse serviço, os clientes têm acesso a uma variedade de pratos dispostos em um *buffet*. Assim, eles se servem e pagam pelo peso ou por um preço fixo, a depender do estabelecimento. É usualmente encontrado em restaurantes por quilo ou nos quais os consumidores podem escolher entre diferentes opções.
- **Menu degustação**: o cardápio fixo oferece uma seleção limitada de pratos por um preço determinado, os quais geralmente são servidos durante o almoço ou jantar. Normalmente, inclui entrada, prato principal e sobremesa. Essa opção é comum em muitos restaurantes que procuram fornecer uma oferta conveniente aos clientes.

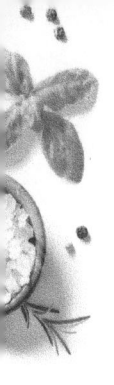

- **Fast-food**: esse modelo de cardápio consiste em comercializar refeições prontas para consumo rápido, tais como hambúrgueres, sanduíches, batatas fritas e refrigerantes. Comumente encontrado em cadeias de *fast-food*, é conhecido pelo serviço rápido e conveniente.
- **Café da manhã**: o serviço de café da manhã envolve opções de refeições matinais, como ovos, panquecas, cereais, torradas, frutas, cafés, sucos etc. É oferecido principalmente em cafeterias, hotéis e restaurantes especializados em *brunchs*.
- **Menu especializado**: alguns restaurantes podem trabalhar com cardápios especializados, tais como vegetariano/vegano, sem glúten, orgânico, temático (comida étnica específica) ou sazonal, portanto, concentram-se em atender a demandas específicas dos clientes.

Os tipos de cardápios comerciais apresentados são os mais encontrados em restaurantes e estabelecimentos de alimentação. Cada um possui características distintas e atende a diferentes preferências, oferecendo experiências gastronômicas variadas aos consumidores.

4.1.2 Aspectos de um cardápio

Em um serviço de alimentação, a elaboração e a execução de um cardápio deve levar em conta aspectos como:

- **Equilíbrio nutricional**: as refeições devem ser balanceadas, isto é, incluir alimentos de todos os grupos alimentares, como proteínas, carboidratos, gorduras saudáveis, vitaminas e minerais.
- **Higiene e segurança alimentar**: os alimentos devem ser preparados com base em rigorosos padrões de higiene e segurança

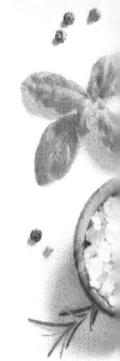

alimentar para evitar riscos de contaminação e garantir a saúde dos trabalhadores.
- **Adequação**: o cardápio tem que ser ajustado de acordo com a disponibilidade financeira e estrutural da empresa.

Para que as refeições oferecidas pelas empresas estejam em consonância com o PAT, é necessário seguir algumas premissas consideradas adequadas em termos de nutrição, qualidade e benefícios à saúde dos trabalhadores.

Nesse sentido, a Portaria n. 193, de 5 de dezembro de 2006 (Brasil, 2006), contempla os parâmetros nutricionais para a alimentação dos trabalhadores, os quais devem ser calculados com base nos valores diários de referência para macro e micronutrientes, conforme apresentados na tabela a seguir.

Tabela 4.1 – Valores de referência dos parâmetros nutricionais para macro e micronutrientes

Nutrientes	Valores diários
Valor energético total	2.000 calorias
Carboidratos	55-75%
Proteínas	10-15%
Gorduras totais	15-30%
Gorduras saturadas	< 10%
Fibras	> 25 g
Sódio	≤ 2.400 mg

Fonte: Elaborado com base em Brasil, 2006.

I – as refeições principais (almoço, jantar e ceia) deverão conter de seiscentas a oitocentas calorias, admitindo-se um acréscimo de vinte por cento (quatrocentas calorias) em relação ao Valor Energético Total – VET de duas mil calorias por dia e deverão corresponder à faixa de 30-40% (trinta a quarenta por cento) do VET diário;

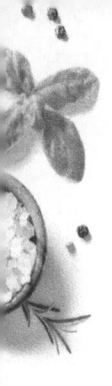

II – as refeições menores (desjejum e lanche) deverão conter de trezentas a quatrocentas calorias, admitindo-se um acréscimo de vinte por cento (quatrocentas calorias) em relação ao Valor Energético Total de duas mil calorias por dia e deverão corresponder à faixa de 15 – 20 % (quinze a vinte por cento) do VET diário;

III – as refeições principais e menores deverão seguir a seguinte distribuição de macronutrientes, fibra e sódio [Tabela 4.2]; e

[...]

IV – o percentual proteico-calórico (NdPCal) das refeições deverá ser de no mínimo 6% (seis por cento) e no máximo 10 % (dez por cento). (Brasil, 2006)

Tabela 4.2 – Distribuição de macronutrientes, fibras e sódio para refeições diárias

Refeições	Carboidratos (%)	Proteínas (%)	Gorduras totais (%)	Gorduras saturadas (%)	Fibras (g)	Sódio (mg)
desjejum/lanche	60	15	25	<10	4-5	360-480
almoço/jantar/ceia	60	15	25	<10	7-10	720-960

Fonte: Brasil, 2006.

4.1.3 Componentes de um cardápio

Um cardápio padrão de um serviço de alimentação deve ser cuidadosamente elaborado para proporcionar refeições equilibradas, saudáveis e atrativas aos funcionários. Cada componente do cardápio é essencial para a oferta de uma alimentação balanceada e satisfatória.

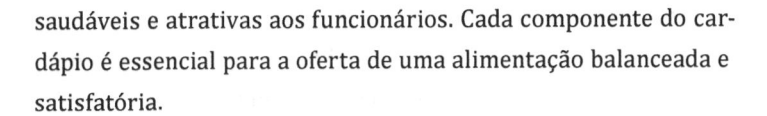

- **Entradas/saladas**: as entradas ou saladas são o ponto de partida da refeição, por se tratarem de opções frescas e leves para abrir o apetite dos colaboradores. Podem incluir variedades de saladas folhosas, cruas e cozidas, que contêm nutrientes e sabores diversos, preparando o paladar para o restante da refeição.
- **Prato-base/arroz e feijão**: composto por arroz e feijão, o prato-base é tradição em toda refeição brasileira e, por esse motivo, deve ser oferecido todos os dias, incluindo variedades tanto de arroz (integral, branco, parboilizado) quanto de feijão (preto, carioca e demais correspondentes). Esses alimentos fornecem carboidratos complexos, fibras e proteínas vegetais essenciais, contribuindo para uma alimentação nutritiva e energética.
- **Prato principal/proteína**: o prato principal consiste em uma fonte de proteína, com opções como carnes vermelhas, aves, peixes ou suínos, atendendo às frequências de servimento previstas em contrato. É parte essencial do cardápio e tem relação direta no custo da refeição, por ser o item de maior valor. Habitualmente, existem opções ao prato principal, a exemplo de preparações com ovos ou outros tipos de carne, a depender da contratação.
- **Guarnições/acompanhamentos**: as guarnições, ou acompanhamentos, complementam o prato principal, com o qual devem estar em harmonia, conferindo variedade e equilíbrio à refeição. Podem incluir legumes, vegetais, cereais ou outros alimentos que contribuem com nutrientes adicionais.

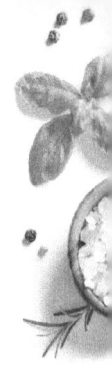

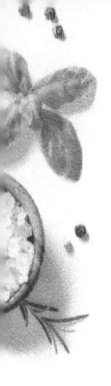

- **Sobremesas**: as sobremesas encerram a refeição, podendo variar entre preparações mais elaboradas, como bolos, pudins e tortas, a alternativas mais saudáveis, como frutas da estação.
- **Bebidas**: as bebidas complementam a refeição, oferecendo opções que podem ser água, sucos naturais ou artificiais, chás gelados e outras bebidas não alcoólicas. A diversidade de escolhas varia conforme o padrão de contrato.
- **Complementos**: pães, manteigas, azeites e outros condimentos são itens adicionais que podem acompanhar as refeições, agregando valor e sabor ao cardápio.

Em conjunto, esses elementos formam um cardápio equilibrado e diversificado, proporcionando uma experiência completa e satisfatória aos colaboradores. A preocupação com a qualidade, a variedade e o valor nutricional das refeições é essencial para promover a saúde e o bem-estar dos funcionários no ambiente de trabalho.

4.2 Apresentação dos alimentos

A apresentação visual dos alimentos é fundamental na experiência gastronômica dos consumidores, por se tratar do primeiro contato deles com a refeição. Portanto, sua influência é significativa para as expectativas e a apreciação dos clientes.

Uma aparência atraente estimula os sentidos, criando uma expectativa positiva em relação ao sabor e à textura dos pratos. Da mesma forma, cores vibrantes, uma disposição cuidadosa e a combinação artística de elementos contribuem para aumentar o apetite e a antecipação da refeição.

No entanto, a exposição dos alimentos vai além do simples aspecto estético, já que também envolve a utilização de técnicas culinárias que realçam a aparência, o aroma e a textura dos pratos, tornando-os visualmente atrativos e apetitosos. Ou seja, uma apresentação adequada não somente estimula os sentidos dos consumidores, como também pode influenciar suas escolhas alimentares, incentivando uma dieta equilibrada e saudável.

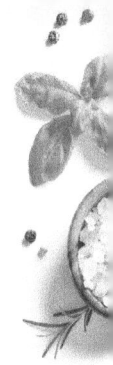

Considerando o exposto, podemos compreender que a maneira como os alimentos são dispostos comunica a qualidade e o profissionalismo da cozinha. Em outras palavras, uma apresentação desleixada pode transmitir uma imagem negativa, enquanto uma disposição elegante e organizada revela atenção aos detalhes e dedicação à excelência culinária.

Nessa perspectiva, a aplicação adequada de técnicas de preparo se faz essencial para realçar a aparência das preparações e criar apresentações visualmente atraentes. Logo, o planejamento da disposição dos elementos em um prato deve considerar a harmonia entre eles, levando em conta aspectos como cores, formas e tamanhos. Assim, recorrer a técnicas de arranjo como empilhar, guarnecer e emulsificar pode transformar ingredientes comuns em apresentações cativantes.

Igualmente, a decoração com ervas frescas, molhos criativos e guarnições bem elaboradas proporciona um toque final que enriquece a apresentação. Detalhes bem pensados, como riscos de molhos ou polvilhamento de especiarias, demonstram cuidado e refinamento.

Como mencionamos, uma disposição visual atraente prepara o paladar para a experiência gastronômica. A antecipação gerada pela aparência apetitosa do prato influencia positivamente a percepção do sabor e a excitação ao saborear cada componente.

Quando os pratos são cuidadosamente apresentados, os clientes se sentem valorizados, e isso contribui para uma maior satisfação em relação à refeição. A estética e a organização das refeições revelam respeito pelos consumidores e por seu apetite.

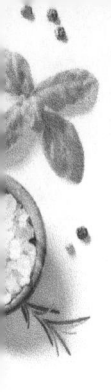

4.3 Ficha técnica

A ficha técnica é um documento detalhado que contém informações cruciais a respeito de um prato ou produto alimentício. Trata-se de uma ferramenta vital na gestão de serviços de alimentação, uma vez que possibilita fazer um registro estruturado de todas as informações necessárias para a produção, o controle de custos, a uniformização e a garantia da qualidade dos alimentos.

Sob essa perspectiva, esse documento padroniza a maneira como os pratos devem ser preparados e apresentados, com o objetivo de que todos os integrantes da equipe sigam sempre os mesmos procedimentos. Logo, podemos afirmar que a ficha técnica é muito relevante para assegurar a consistência na qualidade e no sabor dos alimentos, independentemente de quem os esteja preparando.

Ao listar todos os ingredientes e as quantidades necessárias para cada preparação, a ficha técnica auxilia no controle de custos, permitindo a análise do preço de custo de cada refeição, o que é fundamental para estabelecer preços adequados e manter a rentabilidade do estabelecimento. Ademais, ela facilita o controle de estoque e o processo de compras, bem como proporciona uma gestão mais eficaz, evitando excessos ou faltas de insumos e garantindo um fluxo contínuo de abastecimento.

4.3.1 Elementos essenciais

Uma ficha técnica completa deve conter informações precisas e abrangentes sobre o prato ou produto alimentício. Os elementos essenciais a constar nessa ficha incluem:

- **Nome e descrição do prato**: identificação clara e descritiva do prato, incluindo sua categoria e suas possíveis variações.

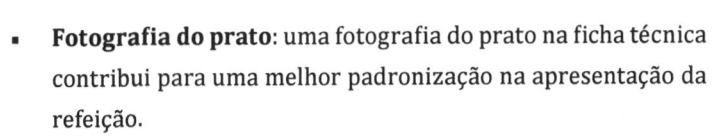

- **Fotografia do prato**: uma fotografia do prato na ficha técnica contribui para uma melhor padronização na apresentação da refeição.
- **Ingredientes e quantidades**: lista de todos os ingredientes necessários para a preparação, indicando as quantidades específicas em medidas-padrão, a saber:
  - peso bruto (PB) – peso da matéria-prima bruta adquirida com os fornecedores, isto é, refere-se ao peso do alimento com ossos, sementes, cascas e gordura;
  - peso líquido (PL) – peso do alimento após o pré-preparo, correspondendo à parte utilizada para a preparação – parte comestível do alimento;
  - fator de correção (FC) – essencial para garantir que a solicitação dos gêneros alimentícios atenda à demanda prevista inicialmente. Com ele, é possível avaliar as perdas e comparar preços de alimentos adquiridos *in natura* ou pré-preparados. Para calcular o FC, basta dividir o peso bruto pelo peso líquido. Assim, por exemplo, se o FC é 1, significa que não houve perdas; quanto maior for seu número, maiores serão as perdas durante o processo de pré-preparo;

$$FC = PB / PL$$

  - fator de cocção (FCç) – o valor do fator de cocção de um alimento é obtido pela divisão entre o peso cozido (PC) e o PL desse alimento. O resultado apresenta a perda ou o ganho de peso que ocorre no processo de cocção. Alimentos que sofrem hidratação durante o cozimento, como arroz e feijão, possuem FCç acima de 1,0; geralmente, o arroz dobra de tamanho, e seu FCç gira em torno de 2,0.

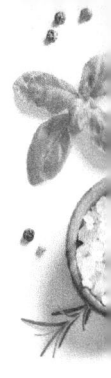

$$FCç = PC / PL$$

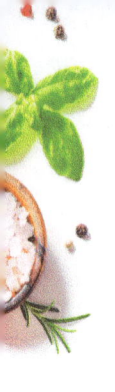

- **Método de preparo**: descrição detalhada do passo a passo para a preparação do prato, envolvendo técnicas culinárias, temperos e procedimentos específicos.
- **Rendimento**: quantidade de porções ou unidades que a receita gera.
- **Informações nutricionais**: valor nutricional por porção, incluindo calorias, carboidratos, proteínas, gorduras e outros nutrientes relevantes.

No Quadro 4.1, a seguir, podemos observar um exemplo de ficha técnica para a preparação do feijão tropeiro.

Quadro 4.1 – Ficha técnica de preparação do feijão tropeiro

FICHA TÉCNICA – FEIJÃO TROPEIRO			
Nome do prato: feijão tropeiro			
Categoria: guarnição			
Descrição: prato típico da culinária brasileira, que combina feijão e ingredientes como *bacon*, linguiça e farinha de mandioca. É conhecido por seu sabor e textura únicos.			
Ingredientes e quantidades			
	Peso bruto (PB)	**Fator de correção (FC)**	**Peso líquido (PL)**
Feijão carioca	5 kg	1,05	4,76 kg
Bacon em cubos	2,5 kg	1,0	2,5 kg
Linguiça calabresa	4 kg	1,0	4,0 kg
Cebola	2,5 kg	1,14	2,20 kg
Alho	0,5 kg	1,08	0,46 kg
Farinha de mandioca	6,5 kg	1,0	6,5 kg
Salsinha	0,5 kg	1,1	0,45 kg
Sal	0,125 kg	1,0	0,125 kg
Pimenta	0,05 kg	1,0	0,05 kg
Fator de cocção (FCç): 2,15			

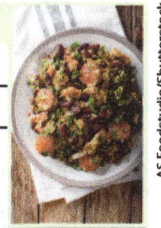

(continua)

(Quadro 4.1 – conclusão)

Método de preparo: 1. Cozinhe o feijão até que fique macio. Reserve. 2. Em uma frigideira, frite o *bacon* até que fique crocante. 3. Adicione a linguiça calabresa e doure. 4. Acrescente a cebola e o alho e refogue até dourarem. 5. Coloque a farinha de mandioca e mexa até que fique bem misturada com os outros ingredientes e levemente tostada. 6. Misture o feijão cozido com os ingredientes da frigideira e cozinhe por alguns minutos, mexendo bem. 7. Tempere com sal, pimenta e salsinha a gosto. 8. Sirva quente.
Rendimento: aproximadamente 100 porções
Informações nutricionais (por porção): - Valor energético: 350 kcal - Carboidratos: 45 g - Proteínas: 15 g - Gorduras totais: 14 g - Gorduras saturadas: 5 g - Fibras: 8 g - Sódio: 900 mg Valores aproximados, podem variar com base nos ingredientes utilizados.

4.3.2 Elaboração de fichas técnicas para diferentes alimentos e preparações

A ficha técnica ainda pode ser refinada com o detalhamento dos processos específicos para cada tipo de preparação, conforme exemplificamos a seguir.

- **Pratos quentes**: no caso de preparações quentes, é fundamental incluir elementos referentes a temperaturas de cocção, tempos de cozimento, técnicas de preparo e combinações de ingredientes.

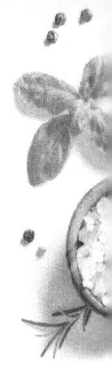

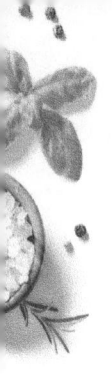

- **Saladas e pratos frios**: nesses casos, é interessante destacar os métodos de preparo para vegetais, molhos e outros componentes, bem como a ordem e a forma de montagem.
- **Sobremesas e bebidas**: quanto às sobremesas e às bebidas, é possível inserir informações acerca de ingredientes, proporções, métodos de mistura e apresentação final.

O processo de elaboração das fichas técnicas deve ser contínuo e colaborativo, envolvendo as equipes de cozinha e nutrição. Ademais, é essencial revisá-las e atualizá-las à medida que as receitas são aprimoradas ou novos pratos são introduzidos no cardápio.

4.4 Boas práticas de manipulação

As boas práticas de manipulação são diretrizes fundamentais para garantir a segurança, a qualidade e a higiene dos alimentos. Trata-se de princípios cruciais para prevenir contaminações e proporcionar um consumo com segurança a todos. Nesse sentido, consistem em aspectos fundamentais que devem ser incorporados no processo produtivo a fim de que seja possível garantir a qualidade higiênico-sanitária das preparações.

Algumas práticas que devem ser adotadas pela equipe produtora de alimentos são abordadas a seguir.

Higiene pessoal

Higiene das mãos

A higienização das mãos para manipuladores de alimentos é um procedimento essencial para prevenir a contaminação por microrganismos prejudiciais à saúde. Consiste na remoção física de sujidades, resíduos orgânicos e microrganismos das mãos por meio da aplicação de sabonete específico e água corrente, seguida de secagem adequada. Esse processo deve ser realizado em momentos críticos durante a manipulação de alimentos, como: antes de iniciar o trabalho, depois de ir ao banheiro, após tossir/espirrar, manusear lixo ou materiais sujos, bem como na troca de atividades que possam contaminar as mãos.

Uso de uniformes e equipamentos de proteção individual (EPIs)

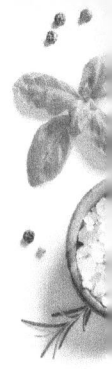

A utilização de uniformes e EPIs por manipuladores de alimentos constitui prática essencial para garantir a segurança alimentar e prevenir a contaminação. Esses itens devem ser escolhidos e usados de acordo com as diretrizes de segurança alimentar e as regulamentações locais e incluem vestimentas específicas, como aventais, protetores para a cabeça, calçados adequados, luvas e outros objetos de proteção, conforme necessário. A utilização correta de uniformes e EPIs contribui para minimizar o risco de contaminação cruzada e protege tanto os alimentos quanto os manipuladores contra as contaminações microbiológica e física, bem como possíveis acidentes de trabalho. É essencial que os manipuladores sejam treinados regularmente para se manterem cientes da necessidade de usarem adequadamente os uniformes e EPIs, assim como das práticas de higiene pessoal para garantir a qualidade higiênico-sanitária dos alimentos.

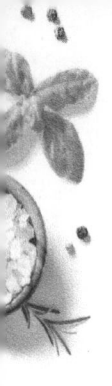

Boas práticas de higiene pessoal

As boas práticas de higiene pessoal para manipuladores de alimentos são cruciais para asseverar a segurança e a qualidade dos alimentos produzidos. Nesse sentido, elas abrangem uma série de medidas específicas destinadas a minimizar o risco de contaminação microbiológica durante os processos de preparação e manipulação.

Além da lavagem das mãos, abordadas anteriormente, as boas práticas de higiene pessoal também envolvem cuidados com os cabelos. Assim, para evitar que caiam nos alimentos, recomenda-se que os manipuladores mantenham os cabelos presos e cobertos por toucas ou redes. Em relação à barba, o uso de protetores faciais descartáveis é indicado para coibir a contaminação dos alimentos por pelos faciais.

Também é fundamental que os manipuladores mantenham uma boa higiene corporal que inclua banhos regulares, uso de desodorante e limpeza adequada das unhas, assim como devem evitar o emprego excessivo de perfumes, loções ou produtos de beleza que possam contaminar os alimentos. Ainda, é essencial não praticar hábitos inadequados, como fumar, comer, beber ou mascar chiclete na área de manipulação.

Por fim, é vital proporcionar aos manipuladores treinamentos regulares acerca dessas diretrizes e monitorá-los quanto ao cumprimento delas, o que deve ser feito pela equipe de supervisão ou de controle de qualidade. É extremamente relevante que os profissionais responsáveis pela manipulação de alimentos adotem boas práticas de higiene pessoal ao longo de todo o processo, o que contribui sobremaneira para proteger a saúde e a segurança dos consumidores.

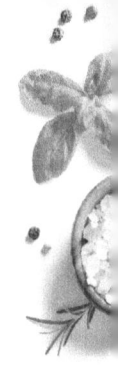

Higiene de equipamentos e utensílios

É preciso **limpar e desinfetar** regularmente, com produtos adequados, todos os equipamentos, utensílios e superfícies de trabalho para evitar a contaminação cruzada.

Embora sejam processos distintos, a limpeza e a desinfecção são complementares quando se trata de manter ambientes limpos e seguros, especialmente em contextos de manipulação de alimentos, como em um serviço de alimentação.

A esse respeito, listamos, no Quadro 4.2, a seguir, as principais diferenças entre a limpeza e a desinfecção.

Quadro 4.2 – Principais diferenças entre limpeza e desinfecção

Limpeza	Desinfecção
Tem como objetivo remover a sujeira visível, resíduos de alimentos, partículas, poeira e sujidades superficiais de objetos e superfícies. Preparar as superfícies é o primeiro passo fundamental para garantir que a desinfecção seja eficaz.	Visa inativar/eliminar microrganismos patogênicos, como bactérias, vírus e fungos, de superfícies, utensílios ou equipamentos.
Geralmente, é realizada com água, sabão ou detergentes, em um processo que envolve esfregar as superfícies com pano, escova ou esponja para remover a sujeira.	É realizada mediante a aplicação de produtos químicos desinfetantes, como álcool isopropílico, hipoclorito de sódio (água sanitária) ou peróxido de hidrogênio, seguindo as instruções do fabricante para garantir a eficácia.
Não elimina necessariamente todos os microrganismos patogênicos, mas reduz a carga microbiana e a presença de sujidades que podem servir como fonte de contaminação.	Tem como objetivo matar ou inativar microrganismos patogênicos, reduzindo significativamente o risco de contaminação cruzada e doenças transmitidas por alimentos.

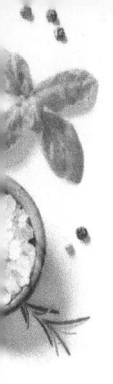

Vale ressaltar que a etapa de desinfecção é crítica para a segurança alimentar, especialmente em ambientes nos quais a manipulação de alimentos é realizada, na medida em que contribui para prevenir a disseminação de patógenos e proteger a saúde dos consumidores.

Armazenamento adequado

Em uma área de produção, o armazenamento adequado de equipamentos e utensílios é fundamental para assegurar o padrão de qualidade dos alimentos e a eficiência operacional. Tal prática envolve o uso de técnicas e estratégias específicas para organizar, proteger e manter os equipamentos e utensílios em condições ideais de higiene e conservação.

Esses itens devem ser guardados em locais limpos, secos, bem ventilados e protegidos contra poeira, umidade e contaminação cruzada. Desse modo, podem ser armazenados em prateleiras, armários, gavetas ou *racks* destinados a cada tipo de equipamento e/ou utensílio, contribuindo para evitar o acúmulo indevido e facilitando o acesso quando necessário.

Para o armazenamento adequado, é importante considerar aspectos como tamanho, peso e fragilidade de cada item, organizando-os de modo a otimizar o espaço disponível e diminuir a possibilidade de ocorrência de danos ou acidentes. Assim, recomenda-se que os equipamentos/utensílios mais pesados sejam mantidos em prateleiras ou *racks* inferiores, enquanto os mais leves podem ser colocados em prateleiras mais altas.

Além disso, tais objetos devem ser limpos e higienizados antes de serem guardados, com o objetivo de remover quaisquer resíduos de alimentos e, com efeito, garantir que estejam completamente secos para evitar o crescimento de microrganismos indesejados. Esse processo inclui a desmontagem de equipamentos para uma limpeza mais completa, seguida de secagem ao ar ou com panos limpos e secos.

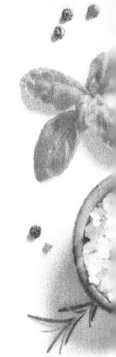

Ainda, é essencial promover inspeções regulares dos itens armazenados a fim de identificar danos, desgastes ou sinais de contaminação, para que seja possível proceder à substituição ou reparação conforme a necessidade, assegurando, assim, sua funcionalidade e segurança.

Portanto, as práticas de armazenamento adequado são de extrema importância para a qualidade dos alimentos e o funcionamento eficiente da operação na cozinha.

Controle de qualidade dos alimentos

- **Seleção e inspeção de fornecedores**: escolher fornecedores confiáveis e inspecionar a qualidade dos alimentos recebidos.
- **Monitoramento da temperatura**: verificar e controlar a temperatura dos alimentos durante o recebimento, o armazenamento, o preparo e a distribuição para atestar a segurança alimentar.
- **Cadeia de frio e quente**: garantir que os alimentos perecíveis sejam mantidos em temperaturas adequadas para evitar a proliferação de microrganismos prejudiciais.
- **Cozimento adequado**: asseverar que os alimentos atinjam temperaturas seguras de cozimento para eliminar bactérias e outros patógenos.
- **Descarte seguro**: descartar alimentos vencidos ou deteriorados de acordo com as práticas de segurança estabelecidas.
- **Organização do armazenamento**: armazenar os alimentos de modo organizado, respeitando a rotação (PVPS – primeiro

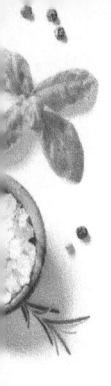

que vence, primeiro que sai) para utilizar primeiro os alimentos com validade inferior.
- **Armazenamento seguro:** armazenar os alimentos crus separados dos alimentos cozidos para evitar a contaminação cruzada.
- **Veículos adequados:** utilizar veículos adequados para o transporte de alimentos, mantendo a temperatura apropriada ao longo do trajeto.
- **Embalagem segura:** embalar os alimentos de forma segura para evitar a contaminação e garantir a integridade dos produtos durante o transporte.

O cumprimento rigoroso das boas práticas de manipulação de alimentos favorece a segurança alimentar, a saúde dos consumidores e a reputação do serviço de alimentação e nutrição.

4.5 Procedimentos operacionais padronizados

Os procedimentos operacionais padronizados (POPs) são documentos detalhados que estabelecem as rotinas e os métodos específicos a serem seguidos nas diversas atividades dos serviços de alimentação. Nessa ótica, eles asseguram a execução padronizada das operações, visando atestar a qualidade e a segurança dos alimentos produzidos.

Para tanto, os POPs padronizam as práticas de manipulação, preparo, armazenamento e transporte de alimentos. Com efeito, contribuem para reduzir a ocorrência de erros e minimizar o risco de contaminação, além de garantir que os alimentos respeitem as normas sanitárias. Desse modo, eles devem ser alinhados às normas e regulamentações específicas do setor de alimentos.

Seguir esses procedimentos é fundamental para que a unidade de alimentação atue de acordo com as leis e os padrões exigidos pelas autoridades sanitárias.

Elaboração dos POPs

A elaboração adequada dos POPs é fundamental para assegurar a eficiência operacional e a excelência na oferta de refeições seguras e de qualidade em serviços de alimentação. Por meio desses procedimentos padronizados, é possível estabelecer diretrizes claras, passo a passo, que orientam desde o recebimento dos alimentos até o serviço aos consumidores, garantindo a conformidade com padrões de higiene, segurança alimentar e qualidade nutricional.

- **Identificação de atividades críticas**: identificar as atividades mais críticas e sensíveis, nas quais a padronização seja vital para atestar a segurança dos alimentos.
- **Descrição detalhada dos processos**: escrever detalhadamente cada processo, incluindo o passo a passo, os responsáveis e as instruções específicas a serem seguidas.
- **Validação e revisão**: validar os POPs por meio de testes práticos e revisá-los com a equipe envolvida, a fim de assegurar a eficácia e a clareza das instruções.

Implementação dos POPs

- **Treinamento da equipe**: treinar toda a equipe na implementação dos POPs, certificando-se de que seus integrantes compreendam os procedimentos e os sigam corretamente.

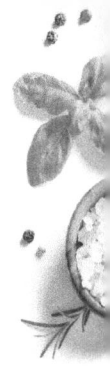

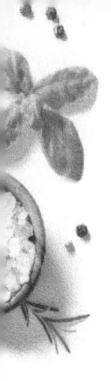

- **Monitoramento inicial:** promover um acompanhamento intensivo nos primeiros dias após a implementação para garantir que os POPs sejam aplicados conforme o planejado.

Monitoramento

- **Avaliação regular:** realizar avaliações periódicas para verificar a conformidade e identificar quaisquer desvios ou áreas de melhoria.
- *Feedback* **da equipe:** pedir a opinião da equipe a respeito da aplicação dos POPs, a fim de detectar os possíveis desafios e ajustes necessários.

Revisão

- **Análise crítica:** fazer análises críticas dos POPs em intervalos regulares, considerando eventuais alterações nas normas, as práticas recomendadas e o retorno da equipe.
- **Atualização e aprimoramento:** atualizar os POPs sempre que necessário para que reflitam as melhores práticas, além de novas regulamentações ou *insights* adquiridos com o tempo.

Os POPs são ferramentas vitais na gestão dos serviços de alimentação, pois proporcionam uma estrutura padronizada que contribui para atestar a qualidade, a segurança e a eficiência nas operações diárias. A implementação bem-sucedida e a revisão contínua dos POPs são essenciais para manter os mais altos padrões de qualidade e segurança alimentar.

4.6 Método HACCP

A sigla HACCP, em inglês, significa *Hazard Analysis and Critical Control Points* (Análise de Perigos e Pontos Críticos de Controle) e se refere a um sistema de controle de segurança dos alimentos amplamente reconhecido e mundialmente adotado. Foi inicialmente desenvolvido pela National Aeronautic and Space Administration (Nasa) na década de 1960 para garantir a segurança dos alimentos destinados aos astronautas, mas posteriormente foi adotado pela indústria alimentícia e pelos serviços de alimentação.

O principal objetivo do HACCP é identificar, avaliar e controlar os perigos que podem comprometer a segurança alimentar em todas as etapas do processo de produção de alimentos.

4.6.1 Fundamentos

O programa HACCP representa um sistema proativo e preventivo utilizado na produção de alimentos que contribui para asseverar a segurança e a qualidade dos produtos alimentícios. Baseado em princípios científicos, ele enfatiza a identificação, a análise e o controle de riscos significativos ao longo de toda a cadeia produtiva, desde a matéria-prima até o consumo final.

Desse modo, trata-se de um sistema internacionalmente reconhecido como uma abordagem eficaz para mitigar riscos e garantir a produção de alimentos seguros para os consumidores e que se fundamenta nos aspectos discriminados na sequência:

- **Identificar perigos**: determinar perigos biológicos, químicos e físicos que podem estar presentes nos alimentos e causar danos à saúde do consumidor.

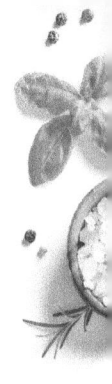

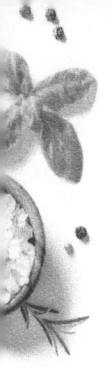

- **Determinar pontos críticos de controle (PCCs)**: identificar pontos específicos do processo em que os riscos possam ser prevenidos, eliminados ou reduzidos a níveis seguros.
- **Estabelecer limites críticos**: definir critérios específicos para cada PCC, indicando o limite aceitável para garantir a segurança alimentar.
- **Propor ações corretivas**: elaborar planos de ação detalhados para serem aplicados quando os limites críticos não forem atendidos, assegurando medidas imediatas e corretivas que possibilitem manter a segurança dos alimentos.
- **Monitorar e, se necessário, propor outras ações corretivas**: estabelecer um sistema de monitoramento contínuo dos PCCs e ações a serem tomadas caso os limites críticos não sejam atendidos.
- **Implementar procedimentos de verificação**: averiguar regularmente o sistema HACCP a fim de atestar sua eficácia e adequação à segurança alimentar.
- **Providenciar registro e documentação**: manter registros detalhados de todas as etapas para garantir a rastreabilidade, proporcionar a realização de revisões e promover melhorias contínuas.

4.6.2 Implementação

A implementação do HACCP envolve uma abordagem que segue várias etapas com o objetivo de atestar a segurança dos alimentos. A metodologia por trás desse processo é devidamente estruturada e composta por princípios que orientam as empresas em relação à identificação, à análise e ao controle dos perigos críticos à segurança alimentar.

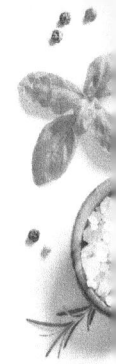

Acompanhe, a seguir, as etapas sequenciais para a implantação do programa de HACCP:

i. **Formação da equipe de HACCP**: estabelecimento de uma equipe multidisciplinar para conduzir a análise de perigos e implementar o sistema.

ii. **Descrição do produto e uso previsto**: compreensão completa do produto, considerando o uso pretendido e as expectativas do consumidor.

iii. **Identificação das utilizações finais do produto**: determinação das condições normais de uso e de possíveis usos impróprios do produto.

iv. **Desenvolvimento de um diagrama de fluxo do processo**: elaboração de um fluxograma detalhado que represente todas as etapas do processo, desde o recebimento até a entrega ao consumidor.

v. **Condução da análise de perigos**: identificação e avaliação dos perigos associados a cada etapa do processo.

vi. **Determinação dos PCCs**: definição dos pontos críticos de controle nos quais a intervenção é essencial para prevenir, eliminar ou reduzir os perigos.

vii. **Limites críticos**: designação dos limites que indicam se um PCC está sob controle.

viii. **Procedimentos de monitoramento**: desenvolvimento de procedimentos para monitorar os PCCs.

ix. **Ações corretivas**: criação de ações a serem realizadas quando um PCC não está sob controle.

x. **Procedimentos de verificação**: instauração de procedimentos para verificar se o sistema HACCP está funcionando corretamente.

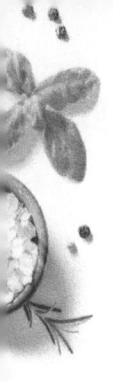

xi. **Documentação e registro**: confecção de registros e documentações necessários para demonstrar o funcionamento adequado do sistema HACCP.

4.6.3 Benefícios

A implementação bem-sucedida do HACCP não apenas fortalece a reputação da empresa, como também proporciona um ambiente de produção mais seguro, eficiente e orientado para a excelência na segurança dos alimentos. Entre os pontos positivos que podem ser obtidos após a implantação desse método de controle de qualidade, citamos os seguintes:

- **Melhoria da segurança dos alimentos**: reduz significativamente o risco de contaminação e danos à saúde dos consumidores.
- **Conformidade legal**: auxilia na conformidade com as regulamentações e os requisitos legais relacionados à segurança alimentar.
- **Eficiência operacional**: otimiza os processos, minimiza desperdícios e melhora a eficiência na produção de alimentos.
- **Confiança do consumidor**: gera confiança e credibilidade da parte dos consumidores, demonstrando o compromisso com a segurança alimentar.

A aplicação do HACCP é fundamental para garantir a segurança dos alimentos, proteger a saúde dos consumidores e manter a qualidade dos produtos alimentícios.

Para saber mais

ANVISA – Agência Nacional de Vigilância Sanitária. **Cartilha sobre boas práticas para serviços de alimentação**: Resolução – RDC n. 216/2004. 3. ed. Disponível em: <https://www.gov.br/anvisa/pt-br/centraisdeconteudo/publicacoes/alimentos/manuais-guias-e-orientacoes/cartilha-boas-praticas-para-servicos-de-alimentacao.pdf>. Acesso em: 28 jun. 2024.

Essa cartilha apresenta orientações essenciais sobre manipulação, armazenamento e higiene dos alimentos relacionadas à prevenção de contaminações e doenças, além de conhecimentos sobre a importância da formação contínua dos profissionais da área de segurança dos alimentos, contribuindo para a qualidade dos serviços prestados. Ao seguir as diretrizes apresentadas, os estabelecimentos de alimentação podem melhorar sua reputação e aumentar a confiança dos consumidores, obtendo, como resultado, um ambiente mais seguro e saudável. A educação orientada para essas boas práticas é crucial não apenas para a proteção dos clientes, mas também para a sustentabilidade do negócio, uma vez que minimiza riscos legais e financeiros.

BRASIL. Ministério da Saúde. Secretaria de Atenção à Saúde. Departamento de Atenção Básica. **Guia alimentar para a população brasileira**. 2. ed. Brasília, 2014. Disponível em: <https://bvsms.saude.gov.br/bvs/publicacoes/guia_alimentar_populacao_brasileira_2ed.pdf>. Acesso em: 28 jun. 2024.

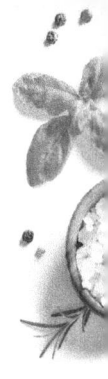

O *Guia alimentar para a população brasileira*, elaborado pelo Ministério da Saúde, é uma ferramenta essencial para promover hábitos alimentares saudáveis e conscientes, pois enfatiza a importância de uma alimentação variada e equilibrada que priorize alimentos *in natura* e minimamente processados, ao mesmo tempo em que alerta sobre os riscos do consumo excessivo de produtos ultraprocessados. Nesse sentido, sua leitura é fundamental para a compreensão dos benefícios de uma dieta saudável, a qual, com efeito, contribui para a prevenção de doenças crônicas, como obesidade, diabetes e hipertensão. Ademais, o texto incentiva a prática de cozinhar em casa e compartilhar refeições em família, reforçando aspectos culturais e sociais da alimentação. Ao disseminar conhecimentos a respeito de escolhas alimentares, o guia capacita a população a tomar decisões mais informadas, promovendo a saúde e o bem-estar coletivo.

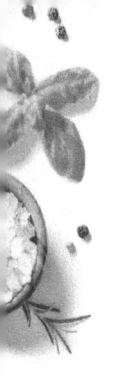

BRASIL. Agência Nacional de Vigilância Sanitária. Resolução da Diretoria Colegiada n. 216, de 15 de setembro de 2004. **Diário Oficial da União**, Brasília, DF, 16 set. 2004. Disponível em: <https://bvsms.saude.gov.br/bvs/saudelegis/anvisa/2004/res0216_15_09_2004.html>. Acesso em: 27 jun. 2024.

A RDC n. 216, de 19 de setembro de 2004, estabelece as diretrizes de boas práticas de fabricação para serviços de alimentação. Trata-se de um texto de extrema relevância para proporcionar a segurança dos alimentos no Brasil. Sob essa perspectiva, a resolução fornece orientações sobre higiene, manipulação, armazenamento e controle de alimentos, visando prevenir contaminações e garantir a qualidade dos produtos oferecidos. A leitura e a compreensão dessa norma são essenciais para profissionais da área, na medida em que fomentam a conscientização sobre a importância da segurança alimentar e a saúde pública. Além disso, implementar as diretrizes da RDC n. 216/2004 contribui para reduzir riscos sanitários, melhora a reputação dos estabelecimentos e aumenta a confiança dos consumidores. Ela também serve de base para a elaboração de treinamentos e capacitações.

Síntese

Ao longo deste capítulo sobre cardápios e alimentos nos serviços de alimentação, exploramos diversos aspectos fundamentais para assegurar a qualidade, a segurança e a satisfação dos consumidores.

Iniciamos evidenciando a importância da elaboração de cardápios, os quais devem não apenas oferecer uma variedade de refeições, mas também considerar fatores nutricionais, as preferências dos consumidores e as metas institucionais. A contextualização dos cardápios em um serviço de alimentação se mostrou essencial para entendermos sua centralidade na oferta de refeições equilibradas e adequadas.

Discutimos também a relevância da apresentação dos alimentos, isto é, como a estética visual das preparações desempenha um papel vital na percepção do sabor e no apetite dos consumidores, influenciando diretamente a sua satisfação. Desse modo, a harmonia, a criatividade e a organização na disposição dos elementos que compõem as refeições foram ressaltadas como fundamentais para atrair e agradar os clientes.

Além disso, discorremos sobre a ficha técnica, uma ferramenta detalhada que fornece informações cruciais sobre os alimentos, incluindo ingredientes, métodos de preparo, dados nutricionais e quantidades utilizadas. Trata-se de um documento essencial para garantir a padronização e o controle de qualidade das preparações.

Ainda, tratamos das boas práticas de manipulação, que se referem a princípios de higiene, controle de temperatura, armazenamento adequado e limpeza dos equipamentos, fatores de muita importância para prevenir contaminações e atestar a segurança na produção de alimentos.

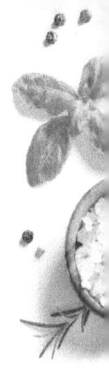

Ademais, versamos sobre a implementação de procedimentos operacionais padronizados (POPs) como estratégia para estabelecer diretrizes específicas, na medida em que definem passo a passo os procedimentos a serem seguidos na manipulação de alimentos. Trata-se de protocolos necessários para assegurar a qualidade, a padronização e a segurança nos processos das unidades de alimentação.

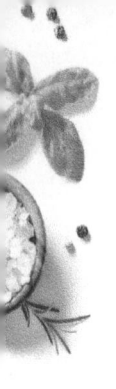

Outro aspecto de extrema relevância que abordamos neste capítulo diz respeito à implantação eficaz do método HACCP, um sistema preventivo de segurança alimentar que se baseia em sete princípios. Esse método favorece a identificação de perigos, a determinação de pontos críticos de controle, o estabelecimento de limites, bem como a monitoração, a ação, a verificação e a documentação de todas as etapas da produção de alimentos, a fim de garantir a oferta de alimentos seguros e de qualidade, de acordo com padrões rigorosos que contribuem para evitar riscos à saúde dos consumidores.

Em serviços de alimentação, a integração harmoniosa de todos esses aspectos é essencial para oferecer aos consumidores uma experiência gastronômica satisfatória e de qualidade, prezando pela segurança alimentar e pelo atendimento às necessidades nutricionais dos clientes.

Questões para revisão

1. Quando se cria um cardápio, qual dos seguintes fatores deve ser considerado em primeiro lugar?
   a) As preferências pessoais do *chef*.
   b) O custo dos ingredientes.
   c) As necessidades nutricionais da população atendida.
   d) A disponibilidade de utensílios de cozinha.
   e) Nenhuma das alternativas anteriores está correta.

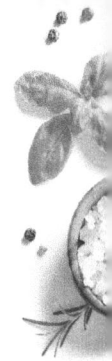

2. Qual é a importância de incluir uma variedade de grupos de alimentos no planejamento de um cardápio equilibrado?
   a) Nenhuma importância; o sabor é o único fator importante.
   b) Garantir que os pratos sejam visualmente atraentes.
   c) Fornecer uma ampla gama de nutrientes essenciais.
   d) Reduzir os custos na cozinha.
   e) Nenhuma das alternativas anteriores está correta.

3. No contexto dos serviços de alimentação, quais são as principais diferenças entre a elaboração de um cardápio básico, intermediário e superior? Em que medida a variedade, a nutrição e a complexidade das preparações podem influenciar a escolha entre esses níveis de cardápio?

4. Qual dos seguintes fatores é mais relevante na apresentação dos alimentos em um serviço de alimentação?
   a) A temperatura de cozimento dos alimentos.
   b) A eficiência na preparação das refeições.
   c) A utilização de ingredientes caros e sofisticados.
   d) A higiene e a estética dos pratos.
   e) Nenhuma das alternativas anteriores está correta.

5. Elabore uma ficha técnica para o preparo de frango ao *curry* (modelo apresentado no Quadro 4.1), com o nome e a descrição do prato, os ingredientes e as quantidades, bem como peso bruto (PB), peso líquido (PL), fator de correção (FC), fator de cocção (FCç), método de preparo, além de informações nutricionais para um rendimento de cem porções.

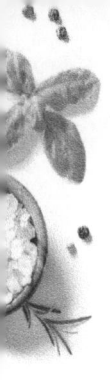

Questões para reflexão

1. Como a interseção entre a elaboração do cardápio e o controle de qualidade em um serviço de alimentação pode impactar positivamente a saúde e a satisfação dos clientes? Quais são os benefícios de abordar esses aspectos de forma integrada?

2. Em que medida a relação entre as refeições oferecidas pela empresa e o Programa de Alimentação do Trabalhador (PAT) pode influenciar não apenas o bem-estar dos funcionários, como também os objetivos da organização? Quais são os benefícios de uma alimentação saudável no ambiente de trabalho e como eles se relacionam com o cumprimento das diretrizes do PAT?

Capítulo 5
Marketing nos serviços de alimentação e nutrição

Alexsandro Wosniaki e Rosicler de Oliveira Coutinho

Conteúdos do capítulo:

- Conceitos e estratégias de marketing.
- Atendimento ao cliente.
- Indicadores de satisfação do cliente.
- Marketing aplicado a serviços de alimentação.

Após o estudo deste capítulo, você será capaz de:

1. compreender os princípios fundamentais de marketing específicos ao contexto dos serviços de alimentação;
2. desenvolver estratégias de marketing eficazes;
3. reconhecer tendências e aplicar ferramentas estratégicas no contexto do mercado alimentício;
4. analisar indicadores de satisfação do cliente para aprimorar continuamente os serviços oferecidos pelo serviço de alimentação;
5. aplicar o marketing de forma contextualizada, reconhecendo os desafios únicos e as oportunidades disponíveis nesse cenário.

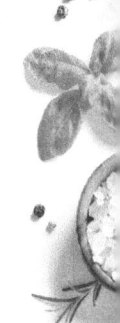

5.1 Introdução

Nos serviços de alimentação, a função da área de marketing vai além da simples promoção de serviços alimentares. O marketing consiste em um conjunto de estratégias essenciais para garantir o sucesso e a eficiência operacional dessas unidades. Por essa razão, é necessário explorarmos os conceitos fundamentais de marketing e verificar como tais princípios podem ser aplicados de maneira eficaz no contexto específico dos serviços de alimentação.

Considerando o exposto, as operações de marketing incorporadas às unidades de alimentação e nutrição (UANs) não se limitam à publicidade, uma vez que abrangem a compreensão profunda dos clientes, o posicionamento dos serviços, a análise de concorrência e a gestão eficiente da reputação, elementos que fornecem uma base sólida para a implementação de estratégias práticas.

Independentemente do setor de atuação da empresa, as estratégias de marketing representam a espinha dorsal para o sucesso comercial. Especificamente no contexto dos serviços de alimentação, algumas abordagens demonstram ser bastante eficazes para a diferenciação perante a concorrência e para construir uma imagem positiva junto aos consumidores.

O atendimento adequado também corresponde a um aspecto crucial para a experiência global dos clientes em um serviço de alimentação para fidelizar e conquistar os consumidores.

5.2 Conceitos de marketing

A área de marketing apresenta uma história vasta e evolutiva que remonta há séculos, cujas origens se vinculam às práticas de comércio e troca que ocorriam nos primórdios da civilização. O marketing moderno, por sua vez, começou a ganhar forma ao longo do século XVIII, com a Revolução Industrial. Nessa fase inicial, a produção concentrava-se na eficiência e na disponibilidade de produtos, e os produtores se esforçavam para atender à crescente demanda por meio da produção em massa. Com o aumento da concorrência e da produção, as empresas passaram a adotar estratégias de vendas e de publicidade para persuadir os consumidores a adquirir seus produtos.

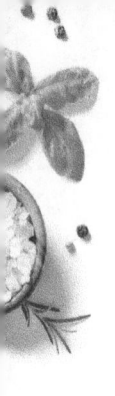

O período durante e após a Segunda Guerra Mundial foi palco para mudanças importantes no pensamento empresarial, em virtude das quais os clientes se tornaram o foco operacional das organizações, destacando a premência em satisfazer às necessidades e aos desejos dos consumidores. Mais recentemente, com o advento da internet e das tecnologias digitais, o marketing enfrentou uma transformação significativa. Nesse sentido, estratégias como marketing digital, análise de dados e personalização tornaram-se essenciais para se adaptar ao novo cenário.

Diante do exposto, podemos afirmar que o marketing representa uma área dinâmica que segue evoluindo à medida que as necessidades dos consumidores e o ambiente de negócios se transformam. A esse respeito, alguns conceitos-chave que fazem parte desse universo são os de necessidades, desejos e demandas, descritos a seguir:

- **Necessidades**: representam estados de privação de algo básico, como alimentação, abrigo e segurança.
- **Desejos**: refletem anseios específicos para satisfazer necessidades; muitas vezes são moldados por fatores como cultura e personalidade.
- **Demandas**: desejos apoiados pela capacidade e pela vontade de compra.

5.2.1 Conceitos de marketing aplicados a serviços de alimentação

Quando aplicado a serviços de alimentação, o marketing, para além da simples função de promover serviços, estende-se à criação de experiências positivas para os consumidores e à construção de relacionamentos duradouros. Nesse contexto, trata-se de uma ferramenta essencial para destacar os serviços oferecidos, gerar diferenciação em um mercado competitivo e, fundamentalmente, atender às necessidades específicas dos clientes.

A esse respeito, alguns conceitos de marketing se destacam, conforme abordamos na sequência.

Segmentação de mercado e segmento-alvo

Nos serviços de alimentação, é crucial compreender a diversidade de clientes, e, para isso, a segmentação de mercado constitui uma ferramenta valiosa. Por meio dela, torna-se possível identificar grupos específicos de clientes com necessidades e preferências distintas. Por exemplo, consumidores com restrições alimentares específicas podem compor um segmento; nesse contexto, a empresa pode ajustar seus serviços para atender a essas demandas de maneira personalizada. Assim, a segmentação não apenas contribui para aumentar a satisfação dos clientes, como também proporciona a otimização de recursos.

Portanto, trata-se de uma estratégia que visa dividir o mercado em grupos homogêneos, com características e necessidades semelhantes, permitindo que as organizações conheçam mais profundamente seu público-alvo e adaptem suas estratégias de marketing com eficiência.

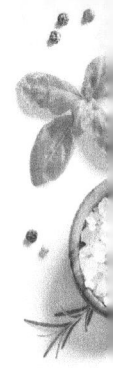

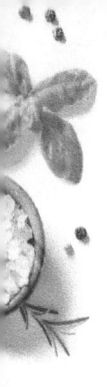

Posicionamento de marca

A criação de uma marca forte e reconhecível é fundamental em um serviço de alimentação. O posicionamento de marca não diz respeito apenas a logotipos ou cores, mas também a comunicar aos consumidores o valor exclusivo oferecido pelo negócio, o que pode envolver a ênfase em ingredientes frescos, opções saudáveis, sustentabilidade ou outras características de diferenciação perante o mercado. Desse modo, um posicionamento claro contribui para atrair o público-alvo, estabelecer confiança e firmar uma identidade que ressoa com os clientes.

Mix de marketing (4 Ps)

O clássico mix de marketing, conhecido pela denominação *4 Ps (produto, preço, praça e promoção)*, adquire nuances específicas nos serviços de alimentação. O produto refere-se não apenas às refeições, mas à experiência global do cliente; o preço deve ser equilibrado, considerando a qualidade dos alimentos e o valor percebido; a praça abrange a localização, a acessibilidade e a distribuição eficiente de refeições; por fim, a promoção envolve estratégias para comunicar os serviços de modo eficaz, por meio de canais adequados que permitam atingir o público-alvo.

Produto

Em um serviço de alimentação, para além da simples oferta de refeições, o produto envolve a qualidade nutricional, a diversidade do cardápio – considerando restrições alimentares e preferências –, a apresentação visual dos pratos e, até mesmo, a experiência sensorial proporcionada aos clientes. Nesse sentido, a unidade de alimentação precisa destacar os aspectos saudáveis, saborosos e equilibrados de suas refeições, a fim de criar um produto que vá ao encontro das expectativas e necessidades dos consumidores.

Preço

O preço, em um serviço de alimentação, corresponde a um elemento delicado, pois se faz necessário estabelecer um equilíbrio entre a qualidade dos alimentos e a acessibilidade financeira dos consumidores, já que o valor por eles percebido é fator de muita relevância. Desse modo, o desenvolvimento de estratégias de precificação deve levar em conta não somente os custos operacionais, mas também a percepção de valor oferecida pela unidade de alimentação. Assim, por exemplo, programas de descontos para determinados grupos, promoções sazonais e pacotes diferenciados podem ser ferramentas úteis para ajustar o preço de maneira estratégica.

Praça

Nos serviços de alimentação, a praça refere-se à localização física da unidade, à distribuição eficiente das refeições e à acessibilidade para os clientes. Sob essa perspectiva, uma localização estratégica, próxima aos clientes-alvo, mostra-se fundamental. Além disso, é necessário que a distribuição considere a logística interna a fim de garantir que as refeições cheguem aos clientes com a devida qualidade, seja na própria instituição, seja em empresas ou em eventos externos.

Promoção

No contexto que estamos analisando, a promoção transcende a mera concepção de publicidade. Isto é, ela engloba o desenvolvimento de estratégias de comunicação para informar, educar e criar uma imagem positiva do serviço de alimentação. A esse respeito, é possível trabalhar a comunicação por meio de diversos canais, como mídias sociais, materiais impressos, programas de fidelidade, eventos e parcerias. De toda forma, para que uma promoção seja eficaz, é essencial destacar a qualidade dos alimentos, a procedência dos ingredientes, os aspectos nutricionais e os diferenciais da unidade de alimentação.

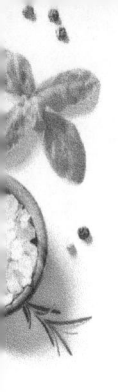

Com base no exposto, podemos afirmar que a aplicação do mix de marketing em um serviço de alimentação demanda uma abordagem cuidadosa e personalizada. Nessa direção, entender as necessidades e expectativas dos consumidores é crucial para ajustar cada componente do mix, não somente com o objetivo de fornecer refeições, mas sim uma experiência completa e satisfatória.

Proposta de valor

A proposta de valor representa o conjunto único de benefícios que uma empresa oferece para satisfazer às necessidades e aos desejos dos clientes de forma superior aos concorrentes. Essa proposta destaca o que torna a organização única e valiosa aos olhos dos consumidores.

Relacionamento com o cliente

O marketing contemporâneo enfatiza o estabelecimento e a manutenção de relacionamentos duradouros e valiosos com os consumidores. Esse enfoque visa à fidelização e à satisfação contínua, reconhecendo tanto a importância de conquistar novos clientes como de mantê-los ao longo do tempo.

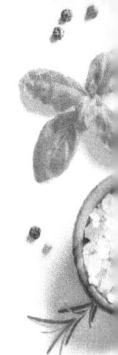

Análise de marketing e pesquisa de mercado

O uso de dados e análises é fundamental para entender o mercado e o comportamento dos consumidores. Nesse sentido, a análise de marketing e a pesquisa de mercado constituem ferramentas essenciais para embasar decisões estratégicas. Por meio delas, é possível obter *insights* valiosos capazes de orientar as ações da empresa.

Marketing socialmente responsável e sustentável

O marketing socialmente responsável e sustentável vai além do lucro, na medida em que considera as implicações éticas, sociais e ambientais das atividades da área. Essa abordagem visa contribuir para o bem-estar da sociedade e a preservação do meio ambiente, incorporando às práticas mercadológicas valores mais amplos e responsáveis.

Sob essa perspectiva, é crucial determinar a diferença entre dois conceitos que frequentemente são confundidos: marketing e propaganda. Enquanto a propaganda é uma ferramenta específica dentro do marketing, este representa a filosofia mais ampla da empresa em relação ao desenvolvimento de produtos, à precificação, aos pontos de distribuição e à comunicação. Desse modo, o marketing engloba uma abordagem holística que orienta todas as decisões relacionadas à interação com o mercado.

Nessa ótica, o marketing tem um papel fundamental para que as organizações atinjam suas metas e cumpram com as exigências dos clientes, o que inclui a criação, a comunicação, a entrega e a troca de valor com os consumidores, com o objetivo de firmar relacionamentos duradouros e lucrativos.

Essencialmente, o marketing se dedica a compreender as necessidades e os desejos dos clientes e, a partir desse entendimento, busca elaborar produtos e serviços que atendam a tais demandas.

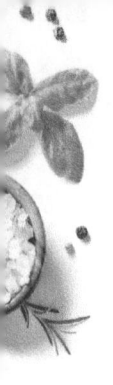

Depois dessa identificação, o enfoque da área é direcionado para a comunicação eficaz da proposta de valor associada aos produtos e/ou serviços, visando cativar e engajar o público-alvo de maneira significativa.

Ética, marketing e atuação do nutricionista em serviços de alimentação

Em um serviço de alimentação, a ética se revela de extrema relevância na interseção entre a área de marketing e a atuação do nutricionista. Esse profissional, responsável pela saúde nutricional, é encarregado de tomar decisões éticas em todas as fases do processo, desde o planejamento de cardápios até a seleção de fornecedores. Por essa razão, é imperativo que suas escolhas sejam orientadas por princípios éticos, a fim de assegurar a promoção de hábitos alimentares saudáveis e de manter a integridade no trato com os clientes.

No contexto que estamos estudando, no qual o marketing é preponderante para comunicar os serviços oferecidos, a ética torna-se ainda mais crucial. Isso significa que o nutricionista deve garantir que as mensagens transmitidas sejam precisas, transparentes e alinhadas aos objetivos nutricionais éticos. Ou seja, evitar práticas enganosas e promessas não sustentáveis é fundamental para cultivar a confiança dos clientes por meio de uma abordagem responsável.

Diante do exposto, a atuação do nutricionista demanda um equilíbrio delicado entre as metas comerciais da instituição e o compromisso ético com a saúde e o bem-estar dos consumidores. Nessa ótica, é importante que o profissional de nutrição assegure que as escolhas alimentares oferecidas sejam nutritivas e atendam aos padrões éticos de qualidade. Além disso, a orientação nutricional prestada aos clientes deve ser embasada em evidências científicas e ser livre de influências externas que possam comprometer a integridade do aconselhamento.

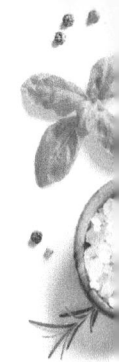

Nas unidades de alimentação, a ética no marketing também engloba a promoção de práticas sustentáveis e responsáveis. Dessa forma, a atuação do nutricionista pode ser proativa no sentido de incentivar a seleção de fornecedores que adotem práticas éticas, como produção local, comércio justo e preocupações ambientais. Escolhas íntegras como essas, além de fomentarem uma imagem positiva da empresa, também contribuem para uma cadeia alimentar mais ética e sustentável.

Em última análise, a ética, o marketing e a atuação do nutricionista em serviços de alimentação estão intrinsecamente vinculados. A esse respeito, ao manter princípios éticos em todas as fases do processo, desde a concepção dos cardápios até a comunicação com os clientes, o profissional de nutrição se revela essencial para proporcionar práticas alimentares saudáveis e estabelecer relações de confiança duradouras.

5.3 Estratégias de marketing

Em um contexto dinâmico e competitivo, as estratégias de marketing se mostram cruciais para que os serviços de alimentação atinjam seus objetivos e se destaquem no mercado. Isso porque, diferentemente de outras organizações, as UANs atuam em um setor sensível à saúde e ao bem-estar, o que exige a adoção de abordagens específicas para a consolidação de uma presença significativa. Nesse sentido, é possível pôr em prática várias estratégias que visem promover a segmentação, o posicionamento eficaz, a pesquisa de mercado e o marketing digital.

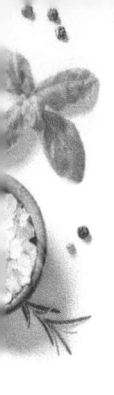

Sob essa perspectiva, a segmentação de mercado se constitui como estratégia essencial para os serviços de alimentação, já que, por meio dessa ferramenta, a empresa é capaz de reconhecer a diversidade de necessidades e preferências dos consumidores. Assim, ao dividir o mercado em grupos homogêneos, os serviços de alimentação conseguem personalizar seus serviços de acordo com determinadas especificidades, a exemplo de preferências alimentares, restrições dietéticas e necessidades nutricionais. Tal panorama não somente é suficiente para atender às expectativas do público, como também favorece a otimização e o direcionamento de recursos para cada segmento.

Para a construção da identidade de um serviço de alimentação, o posicionamento representa um aspecto vital. Em um setor no qual a confiança e a reputação são fundamentais, torna-se imperativo desenvolver uma imagem única e desejável na mente dos consumidores. Nesse sentido, as UANs podem se posicionar como referências em alimentação saudável, inovação culinária, sustentabilidade ou outros atributos relevantes. Além de atrair clientes, a diferenciação contribui para estabelecer uma vantagem competitiva duradoura.

Ademais, a pesquisa de mercado também consiste em uma ferramenta estratégica para o sucesso dos serviços de alimentação, especialmente ao considerarmos que a coleta e a análise de dados sobre concorrentes, consumidores e o mercado em geral são ações que proporcionam *insights* de grande utilidade. Em outras palavras, compreender as tendências alimentares, avaliar a eficácia dos concorrentes diretos e identificar lacunas de serviço constituem aspectos críticos, uma vez que as informações obtidas podem ser utilizadas para embasar tomadas de decisão estratégicas, permitindo ajustes contínuos para atender às demandas mutáveis do mercado.

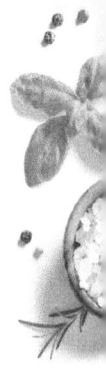

O advento do marketing digital possibilitou uma verdadeira revolução nas estratégias de promoção para os serviços de alimentação. Isso porque a presença *on-line* tornou-se fator determinante para a visibilidade e a reputação dessas empresas. Assim, estratégias como a otimização para mecanismos de busca (SEO), a presença em redes sociais, o marketing de conteúdo e o e-mail marketing constituem canais eficazes para as organizações se conectarem com o público. Nesse contexto, compartilhar informações nutricionais, receitas saudáveis e dicas de bem-estar, assim como engajar os clientes nas plataformas digitais, são ações que fortalecem o relacionamento com os consumidores e, com efeito, incentivam a fidelização.

Em conclusão, no mercado atual, as estratégias de marketing são primordiais para a construção e o fortalecimento dos serviços de alimentação que, ao adotarem as estratégias de segmentação, posicionamento, pesquisa de mercado e marketing digital, não somente atendem às expectativas dos consumidores, mas, principalmente, revelam uma presença robusta e sustentável. Tais ferramentas, quando aplicadas de maneira ética e alinhadas aos valores nutricionais, contribuem para o sucesso comercial e para a promoção de hábitos alimentares saudáveis.

5.3.1 Importância do marketing para as organizações

Longe de ser uma mera estratégia comercial, o marketing é fundamental para a prosperidade e a longevidade de uma organização. Isso porque sua função ultrapassa a simples noção atrelada à promoção de produtos, na medida em que envolve também a criação de valor para os consumidores e a construção de bases sólidas para o sucesso empresarial. A esse respeito, são diversas as razões que consolidam a importância estratégica dessa área, delineando sua influência abrangente nos resultados e na posição de uma organização no mercado.

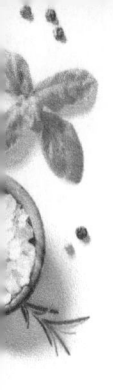

A satisfação dos consumidores figura como ponto central em relação aos benefícios do marketing. Em outras palavras, ao conhecer as necessidades e os anseios dos clientes, é possível direcionar as estratégias de marketing para atendê-los de modo eficaz, promovendo não somente a satisfação imediata, mas também formando as bases para a fidelização e a promoção boca a boca. Sabemos que clientes satisfeitos não apenas retornam, mas também se tornam advogados entusiasmados de uma marca, impulsionando sua reputação e confiança.

A potencialização das vendas corresponde a outra contribuição fundamental da área de marketing. Estratégias de mercado eficazes comunicam a proposta de valor de um produto/serviço e, ao mesmo tempo, também geram demanda. Em razão disso, a confecção de campanhas persuasivas, a comunicação clara dos benefícios e o estímulo ao engajamento dos consumidores acarretam aumento nas vendas. Desse modo, além de facilitar a transação inicial, o marketing gera um ambiente propício para a repetição e a expansão dos negócios.

Nesse raciocínio, o crescimento e a expansão tornam-se tangíveis por meio de iniciativas bem delineadas. Ao consolidar uma presença forte e positiva no mercado, uma organização está apta a identificar novas oportunidades e conquistar novos territórios. Assim, o marketing atua tanto como ferramenta de promoção quanto como alavanca estratégica que impulsiona a empresa em direção a horizontes mais amplos, explorando novos mercados e expandindo suas operações.

A busca pela concorrência sustentável constitui outra faceta crucial do marketing, pois, em um ambiente organizacional competitivo, destacar-se é essencial. Sob essa ótica, o marketing eficiente é capaz de criar uma vantagem competitiva sustentável que leva uma empresa a se diferenciar de outras do mesmo segmento. Seja por meio da inovação, da personalização ou de uma proposta de valor única, o marketing é a ferramenta estratégica que posiciona um serviço de alimentação à frente dos demais.

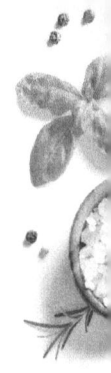

Portanto, o marketing compreende a área catalisadora que impulsiona o sucesso de uma empresa. Ao se concentrar na satisfação dos consumidores, no aumento das vendas, no crescimento e na expansão, assim como na conquista de uma vantagem competitiva sustentável, o marketing não somente conecta produtos ou serviços aos consumidores certos, como também molda o destino da organização no cenário dinâmico dos negócios. Dessa forma, sua importância transcende o âmbito comercial, na medida em que impacta a percepção pública, a reputação e a relevância contínua de uma empresa na mente dos clientes.

5.4 Atendimento ao cliente

No quebra-cabeças do marketing de um serviço de alimentação, o atendimento ao cliente emerge como peça fundamental, transcendendo sua natureza transacional para se tornar uma estratégia vital. A qualidade do atendimento é absolutamente determinante na formação da percepção dos consumidores acerca da excelência do serviço e exerce um impacto direto na reputação da unidade de alimentação. Trata-se, portanto, não somente de um aspecto que favorece a satisfação das pessoas, mas, principalmente, de uma poderosa ferramenta de marketing boca a boca, capaz de atrair novos clientes e consolidar a lealdade dos já existentes.

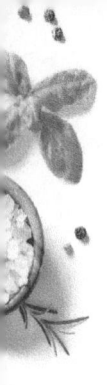

Satisfação e fidelização

A premissa fundamental reside na correlação direta entre um atendimento de qualidade e a satisfação do cliente. Ou seja, quando o serviço prestado ao consumidor é cordial, eficiente e acolhedor, gera-se uma impressão positiva que, além de incentivá-lo a retornar, também contribui sobremaneira para estabelecer sua fidelização. Nessa ótica, clientes satisfeitos não se tornam apenas repetidores, mas também podem se transformar em defensores entusiastas do serviço de alimentação, compartilhando suas experiências positivas com amigos, familiares e colegas.

Reputação e credibilidade

A reputação de um serviço de alimentação está intrinsecamente vinculado ao modo como trata seus clientes. Um atendimento eficiente, cortês e centrado nos consumidores favorece a construção de uma reputação sólida e confiável, uma vez que, naturalmente, eles são propensos a confiar e a frequentar estabelecimentos nos quais se sentem respeitados e tratados com atenção. Por essa razão, o atendimento ao cliente, para além de consistir meramente em uma interação pontual, representa um investimento estratégico que auxilia para firmar relações de confiança com o público.

Feedback direto

Longe de ser apenas uma via de mão única, o atendimento ao cliente consiste em uma oportunidade valiosa para receber *feedbacks* diretos dos clientes. Essa interação contínua proporciona ao serviço de alimentação ótimos *insights* sobre as expectativas, preferências e áreas de melhoria de acordo com a percepção deles. Sendo assim, o *feedback* direto não só possibilita a realização de ajustes nos serviços e produtos oferecidos, como também denota um compromisso genuíno em ouvir e responder às necessidades dos consumidores.

Diferenciação no mercado

Em um mercado saturado, no qual as ofertas podem parecer homogêneas, o atendimento excepcional representa um diferencial competitivo notável. Diante de escolhas similares em termos de produtos e cardápios, os consumidores tendem a optar pelo serviço de alimentação que melhor oferece um atendimento de qualidade, afinal, isso é imprescindível para cativar os clientes já existentes e, não menos importante, trata-se de um poderoso atrativo para conquistar novos públicos.

Podemos, assim, compreender que o atendimento ao cliente ultrapassa a noção tradicional de simples prestação de serviço. Nas unidades de alimentação, essa área se manifesta como uma estratégia intrínseca ao marketing, capaz de moldar a percepção pública, influenciar a reputação da empresa e, acima de tudo, construir relacionamentos sólidos e duradouros com os consumidores. Desse modo, trata-se de uma abordagem que transcende a esfera operacional para se tornar um investimento operacional que produz retornos substanciais no panorama competitivo dos serviços de alimentação.

5.4.1 Estratégias para aprimorar o atendimento ao cliente

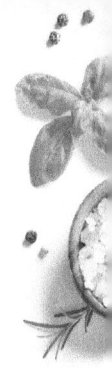

Em serviços de alimentação, desenvolver e aprimorar o atendimento aos clientes não é somente uma ação operacional, mas também uma estratégia essencial para alicerçar relacionamentos sólidos e duradouros. Por essa razão, adotar práticas que valorizem a interação com os consumidores consiste em uma decisão estratégica que reverbera positivamente na reputação e no sucesso da unidade.

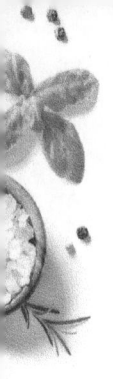

Treinamento dos funcionários

A capacitação dos colaboradores é o pilar fundamental para garantir um atendimento de excelência. Nessa direção, é necessário proporcionar aos funcionários os devidos treinamentos nas habilidades técnicas relacionadas ao serviço de alimentação, bem como na arte do relacionamento interpessoal. Desse modo, é primordial levá-los a compreender a importância de estabelecer vínculos positivos com os consumidores, enfatizando a relevância de um atendimento cordial, eficiente e personalizado.

Comunicação clara e precisa

A comunicação eficaz é componente vital do atendimento ao cliente. Nesse sentido, os colaboradores devem ser treinados para se expressar com clareza, oferecendo informações precisas sobre as opções do cardápio, alergias alimentares e outros aspectos relevantes. A transparência na comunicação colabora para a confiança dos consumidores e, com efeito, assegura que suas expectativas sejam adequadamente atendidas.

Agilidade e eficiência

Em um ambiente dinâmico como o de um serviço de alimentação, a agilidade no atendimento é imperativa. Priorizar a rapidez no serviço é essencial, especialmente em horários de grande movimento. Isso porque os clientes valorizam a eficiência, e um atendimento ágil contribui significativamente para uma experiência positiva, influenciando diretamente na satisfação deles.

Resolução de problemas

Instruir os colaboradores a lidar com reclamações e problemas de maneira profissional constitui uma estratégia proativa. Sabemos que, inevitavelmente, problemas surgirão, mas o modo de abordá-los é determinante para a satisfação dos clientes. Por essa razão, treinar a equipe para encontrar soluções de forma ágil, sempre prezando pela excelência no atendimento, é crucial para reverter situações adversas.

Personalização do atendimento

Cada consumidor é único, e reconhecer essa individualidade contribui para uma experiência mais personalizada. Saber quem são os clientes regulares e conhecer suas preferências e necessidades específicas contribui para um ambiente acolhedor e demonstra um comprometimento genuíno com a satisfação. Mais do que a simples prestação de serviços, a personalização do atendimento representa uma verdadeira demonstração de cuidado e atenção.

Solicitação de *feedbacks*

Avaliar continuamente a experiência dos consumidores consiste em uma prática valiosa. Nessa ótica, incentivar os clientes a fornecerem *feedbacks* sobre suas vivências no serviço de alimentação permite obter *insights* relevantes a respeito de pontos fortes e áreas de melhoria. Além disso, utilizar as informações adquiridas para aprimorar processos e serviços é uma estratégia dinâmica que revela um compromisso contínuo com a excelência.

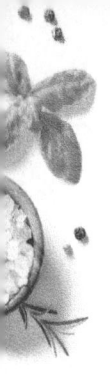

Em síntese, a aplicação dessas estratégias transcende a mera concepção de atender às demandas dos consumidores, na medida em que visa criar laços emocionais e, com efeito, construir uma reputação sólida, que diferencie a unidade de alimentação no competitivo cenário de serviços alimentares. Assim, cada interação, quando estrategicamente alinhada, não apenas atende às expectativas gerais, mas, principalmente, supera-as, estabelecendo padrões de qualidade e compromisso que se tornam marcas registradas do serviço de alimentação.

5.5 Indicadores de satisfação do cliente

Os indicadores de satisfação do cliente são ferramentas cruciais para mensurar e avaliar o nível de contentamento e a percepção dos consumidores em relação aos serviços prestados pela UAN. Sob essa perspectiva, são elementos essenciais para identificar áreas de melhoria, tomar decisões estratégicas e obter excelência no atendimento e na prestação de serviços.

5.5.1 Principais indicadores de satisfação do cliente em um serviço de alimentação

Em um serviço de alimentação, a satisfação dos clientes não é apenas um objetivo, e sim uma métrica estratégica que reflete a excelência operacional e a capacidade de oferecer experiências que transcendem as expectativas. Nesse sentido, diversos indicadores são fundamentais para uma avaliação abrangente da satisfação dos consumidores, com destaque para elementos-chave que contribuem para a construção de relacionamentos duradouros e positivos, a saber:

- **Pesquisas de satisfação dos clientes**: a aplicação de pesquisas específicas é fundamental para mensurar a satisfação dos consumidores em diferentes aspectos de um serviço de alimentação. Questionários cuidadosamente elaborados devem abordar a qualidade da comida e do ambiente, bem como a eficiência do atendimento, entre outros fatores que influenciam a experiência dos clientes. A coleta de dados estruturados fornece *insights* valiosos para promover melhorias e inovações contínuas.
- **Taxa de retorno dos clientes**: a frequência com que as pessoas escolhem retornar ao serviço de alimentação é um indicador-chave de contentamento. Isso porque consumidores satisfeitos têm maior propensão a se tornarem clientes regulares, contribuindo para a produção de pratos recorrentes. A análise da taxa de retorno não apenas quantifica a fidelidade dos consumidores, como também reflete a percepção positiva que eles têm em relação ao serviço de alimentação.
- **Taxa de reclamações e sugestões**: monitorar a quantidade de reclamações e sugestões recebidas dos clientes é uma prática essencial. Além de quantificar a insatisfação, essa métrica fornece oportunidades valiosas para melhorias contínuas. A eficácia na resolução de problemas e a implementação de sugestões evidenciam o compromisso do serviço de alimentação com a satisfação dos consumidores.
- **Avaliação dos alimentos e do cardápio**: a qualidade, a variedade e a aceitação dos alimentos são fundamentais na experiência dos clientes. Desse modo, pesquisas de avaliação direta, juntamente com *feedbacks* contínuos dos consumidores, são

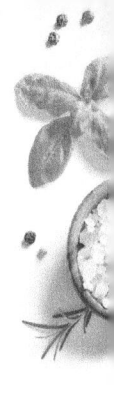

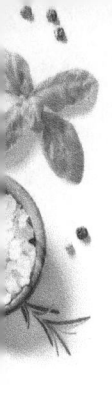

indicadores vitais para ajustar e otimizar o cardápio e garantir que atenda às preferências e expectativas dos consumidores.

- **Tempo de atendimento:** a avaliação do tempo para o atendimento aos clientes representa um elemento-chave de eficiência operacional, o que inclui o tempo gasto na fila, bem como para obter a refeição desejada. A eficiência nesse critério contribui para a satisfação do consumidor e, com efeito, impacta sobremaneira a experiência do cliente.
- **Higiene e limpeza:** a percepção das pessoas em relação à higiene e à limpeza do serviço de alimentação é uma métrica vital. A aparência e a manutenção do ambiente influenciam significativamente no contentamento dos consumidores e na criação de uma experiência positiva. Trata-se, portanto, de um fator que reflete o compromisso da unidade com padrões elevados de qualidade e segurança alimentar.
- **Comunicação e informação:** a eficácia da comunicação de um serviço de alimentação é avaliada pela clareza das informações fornecidas, abrangendo detalhes sobre o cardápio, alergias alimentares e dados nutricionais. A capacidade de se comunicar eficientemente fortalece a experiência global dos clientes.
- **Nível de personalização do atendimento:** mensurar a capacidade de o serviço de alimentação fornecer um atendimento personalizado é de extrema importância. Conhecer as preferências individuais dos clientes e adaptar o serviço de acordo com a demanda demonstra um compromisso genuíno com a satisfação dos consumidores.
- **Taxa de recomendação:** por fim, outro indicador de enorme valia diz respeito à avaliação da proporção de clientes que recomendariam o serviço de alimentação a outras pessoas. Essa

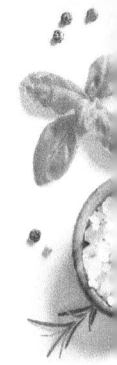

métrica reflete a impressão positiva dos consumidores e sua disposição em divulgar espontaneamente o serviço, contribuindo para a construção de uma reputação positiva no mercado.

Em conjunto, todos esses indicadores fornecem uma visão holística da satisfação dos consumidores em um serviço de alimentação, na medida em que fomentam a elaboração de estratégias que permitem aprimorar continuamente a experiência dos clientes, fortalecendo a posição da unidade no cenário competitivo.

5.6 Marketing aplicado a serviços de alimentação

O marketing aplicado a um serviço de alimentação desempenha um papel crucial na atração, na retenção e na satisfação dos clientes, bem como na construção de uma reputação positiva. Diante disso, vamos examinar, na sequência, como os princípios e as estratégias de marketing podem ser adaptados e utilizados com sucesso nesse contexto.

Segmentação de mercado

A primeira etapa é entender o perfil dos consumidores do serviço de alimentação, o que compreende suas necessidades, suas preferências e seus comportamentos de compra. A segmentação de mercado permite dividir os clientes em grupos com características semelhantes, proporcionando uma abordagem mais direcionada em relação a cardápio, preços, promoções e estratégias de comunicação.

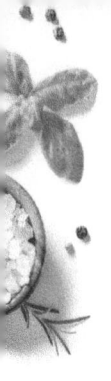

> Exemplo: segmentação com base em preferências dietéticas, mediante a oferta de opções vegetarianas, veganas, sem glúten etc.

Posicionamento estratégico

O posicionamento estratégico envolve a criação de uma imagem única e atraente do serviço de alimentação na mente dos consumidores em relação à concorrência. Desse modo, ele deve refletir os valores da unidade, a qualidade dos alimentos, a preocupação com a saúde e o bem-estar dos clientes, além de outros atributos distintivos.

> Exemplo: posicionar o serviço de alimentação como a opção mais saudável e saborosa em determinada região, em virtude da utilização de ingredientes frescos e nutritivos.

Mix de marketing aplicado ao serviço de alimentação

- **Produto**: em um serviço de alimentação, o produto inclui o cardápio, a qualidade da comida, a apresentação dos pratos e a variedade de opções. É importante oferecer alimentos que atendam às necessidades nutricionais e às preferências dos clientes.
- **Preço**: a estratégia de preço deve equilibrar a qualidade da comida com a acessibilidade para o público-alvo. Nessa ótica, é fundamental determinar preços que cubram os custos e, ao mesmo tempo, agreguem o valor percebido para os consumidores.
- **Praça**: refere-se à localização física do serviço de alimentação e à distribuição dos serviços. Com efeito, escolher uma localização

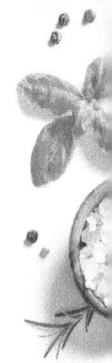

- estratégica e garantir uma distribuição eficiente para atender às necessidades dos consumidores é essencial.
- **Promoção**: diz respeito à comunicação eficaz com os clientes, destacando os diferenciais da unidade de alimentação. Como exemplos de promoções eficazes, podemos citar estratégias de marketing digital, eventos promocionais, parcerias e programas de fidelidade.

Estratégias de marketing digital

O marketing digital é uma ferramenta poderosa para promover um serviço de alimentação. A presença *on-line*, exemplificada por elementos como *site* oficial, participação nas redes sociais, e-mail marketing e otimização para mecanismos de busca, representa uma forma bastante eficaz de alcançar e engajar os clientes.

- **Gerenciamento de reputação e *feedback* dos clientes**: monitorar a reputação *on-line* e *off-line* é vital. Responder prontamente a avaliações e *feedbacks* dos clientes, tanto positivos quanto negativos, demonstra compromisso com a satisfação dos consumidores e com a melhoria contínua.
- **Parcerias e colaborações estratégicas**: estabelecer parcerias com empresas locais, academias, hospitais ou eventos pode ajudar a expandir o alcance do serviço de alimentação. Nesse sentido, oferecer descontos especiais ou programas de recompensas em colaboração com esses parceiros pode atrair novos clientes.

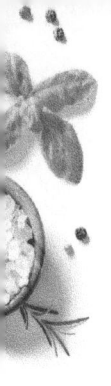

> **Para saber mais**
>
> BALCHIUNAS, D. (Org.). **Gestão de UAN**: um resgate do binômio alimentação e nutrição. São Paulo: Roca, 2014.
>
> Essa obra reforça a importância de os gestores compreenderem as dinâmicas do mercado e as necessidades dos consumidores, a fim de que possam desenvolver estratégias eficazes para atender às demandas populacionais e promover a saúde e o bem-estar coletivos. Nesse sentido, o marketing é apresentado como ferramenta vital para comunicar valor e diferenciar serviços, na medida em que auxilia a estabelecer uma relação sólida com os clientes. Além disso, o livro ressalta a interconexão entre alimentação e nutrição, mostrando que uma gestão eficiente dessas áreas eleva a qualidade do serviço e, ao mesmo tempo, fomenta a adoção de práticas sustentáveis e a inovação nas práticas alimentares. A aquisição de conhecimentos em marketing, portanto, torna-se crucial para potencializar resultados e aprimorar a experiência dos usuários dos serviços de alimentação.

Síntese

O marketing aplicado ao serviço de alimentação é fundamental para criar uma experiência positiva aos clientes, bem como para aumentar a visibilidade e a reputação do local, além de impulsionar o crescimento e a sustentabilidade do negócio. Entender o público-alvo, posicionar-se estrategicamente, oferecer um mix de marketing bem equilibrado e adotar estratégias digitais são elementos essenciais para o sucesso do marketing em um serviço de alimentação.

O Quadro 5.1, a seguir, sintetiza os conteúdos abordados neste capítulo:

Quadro 5.1 – Síntese do capítulo

Estratégias de marketing
Identidade da marca: desenvolver uma identidade de marca consistente e atraente, transmitindo os valores e a proposta única de valor do negócio.
Presença *on-line*: ter uma presença *on-line* forte e atualizada, incluindo um *site* profissional e perfis ativos nas principais redes sociais.
Marketing de conteúdo: investir em marketing de conteúdo, criando e compartilhando conteúdos úteis e interessantes relacionados à alimentação, à culinária e a curiosidades relacionadas ao serviço executado.
Avaliações e depoimentos: incentivar os clientes a deixar avaliações e depoimentos positivos sobre suas experiências com o serviço de alimentação.
Parcerias locais: estabelecer parcerias com outras empresas locais, como academias, escritórios, escolas e eventos, para promover a unidade de alimentação.
Promoções e descontos: oferecer promoções especiais e descontos para atrair novos clientes e incentivar a repetição de negócios.
Experiência do cliente: priorizar a experiência dos consumidores em todas as interações com o serviço de alimentação, fornecendo um atendimento excepcional e recompensando pela sua lealdade.

Questões para revisão

1. Assinale a alternativa que traz um aspecto de extrema importância para a área de marketing em um serviço de alimentação, além da simples publicidade:
    a) Somente a criação de estratégias de vendas.
    b) A análise de concorrência.
    c) A compreensão dos clientes, o posicionamento de serviços e a gestão da reputação.
    d) A produção em massa de produtos.
    e) Nenhuma das alternativas anteriores está correta.

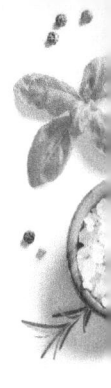

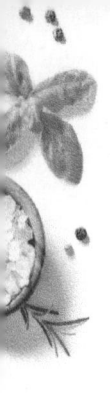

2. Assinale a alternativa que apresenta os 4 Ps do mix de marketing e que explica como elas são especificamente aplicadas em um serviço de alimentação:
   a) Produto, preço, propaganda, praça; aplicam-se por meio de estratégias de vendas e distribuição.
   b) Produto, preço, praça, promoção; aplicam-se a elementos como qualidade nutricional, preço equilibrado, localização e estratégias de comunicação eficazes.
   c) Produto, promessa, publicidade, praça; aplicam-se pela ênfase na variedade de cardápios e na publicidade *on-line*.
   d) Produto, propaganda, preço, posicionamento; aplicam-se por meio de estratégias exclusivas de propaganda.
   e) Nenhuma das alternativas anteriores está correta.

3. Qual é o papel do nutricionista em relação à ética no marketing de serviços de alimentação?
   a) Garantir mensagens publicitárias chamativas.
   b) Assegurar que os preços sejam acessíveis para todos os clientes.
   c) Promover práticas íntegras desde o planejamento de cardápios até a seleção de fornecedores, transmitindo mensagens alinhadas aos objetivos nutricionais éticos.
   d) Focar apenas na lucratividade da instituição.
   e) Nenhuma das alternativas anteriores está correta.

4. Considerando o contexto específico dos serviços de alimentação, explique de que modo a segmentação de mercado pode ser crucial para a eficácia das estratégias de marketing. Dê exemplos de como tal estratégia pode ser aplicada levando em conta as diferentes necessidades e preferências dos consumidores.

5. Em um mercado saturado como o dos dias atuais, em que medida a estratégia de personalização do atendimento pode ser uma vantagem competitiva para os serviços de alimentação? Forneça exemplos de como essa abordagem pode ser implementada.

Questões para reflexão

1. Considerando a interseção entre as estratégias de marketing e os hábitos alimentares, de que modo um serviço de alimentação pode equilibrar a promoção de alimentos saudáveis e a viabilidade comercial sem comprometer sua sustentabilidade financeira?

2. Como a integração entre o marketing digital e as estratégias de atendimento aos clientes pode transformar o serviço de alimentação em um espaço de educação nutricional e conscientização alimentar?

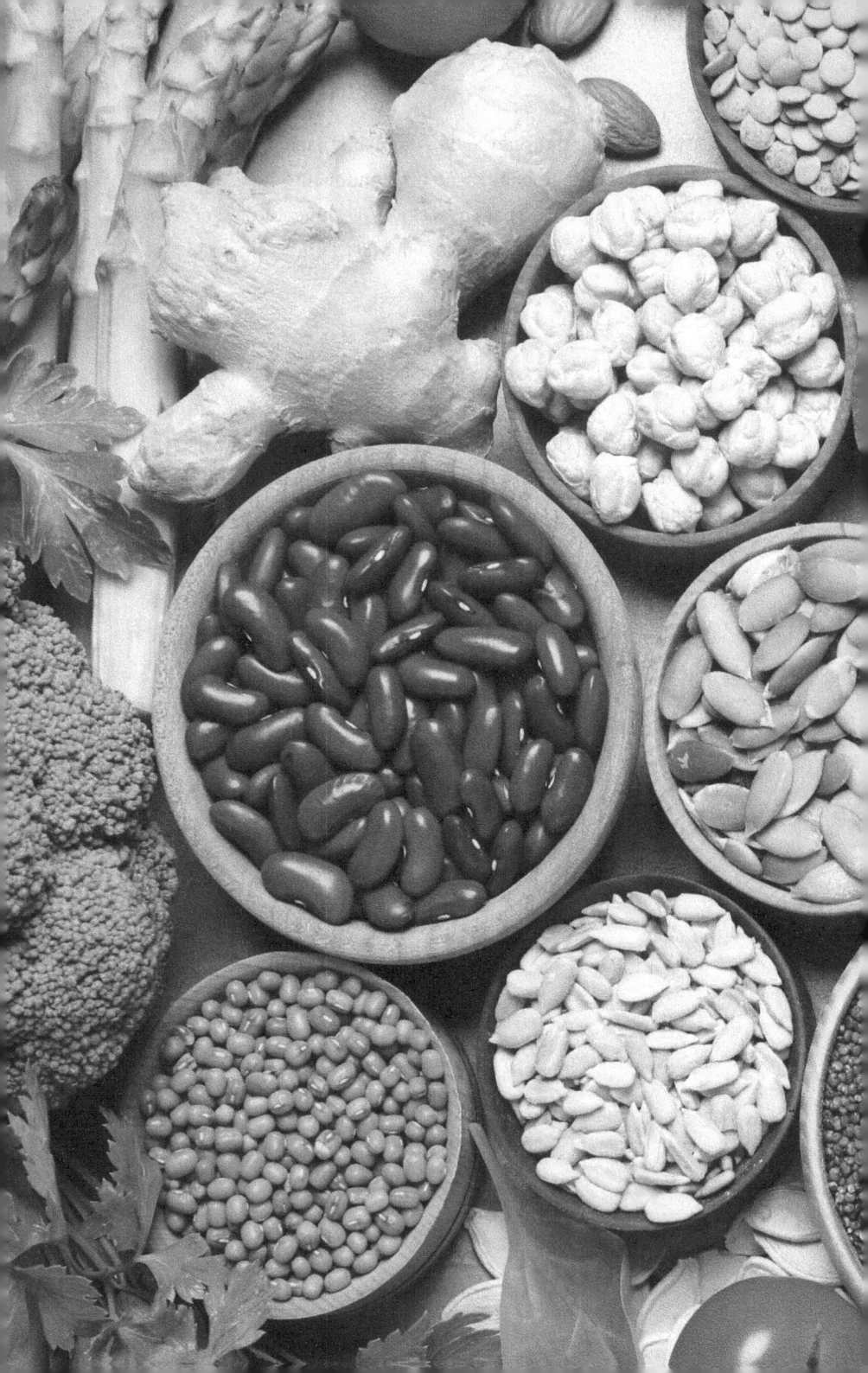

Considerações finais

No desfecho desta obra, ao relembrarmos os assuntos abordados nos cinco capítulos, consideramos ser fundamental ressaltar a importância do gerenciamento eficaz dos serviços de alimentação, por se tratar de um contexto dinâmico em que a excelência na gestão é a chave para o sucesso.

Nesse sentido, compreendemos que o planejamento cuidadoso, alinhado aos princípios da nutrição, consiste na base para o pleno funcionamento de uma unidade de alimentação e nutrição (UAN). Observamos, também, que o dimensionamento da estrutura física aliado à atenção especial às particularidades de cada segmento se reflete diretamente na eficiência operacional.

Um dos temas essenciais discutidos no livro diz respeito à gestão de custos, componente vital para o equilíbrio financeiro dos serviços de alimentação. Com base nas informações apresentadas, podemos afirmar que a otimização de processos, a redução de desperdícios e a busca por práticas sustentáveis colaboram para minimizar os impactos ambientais e contribuem significativamente para diminuir os custos operacionais, o que beneficia instituições e usuários.

Em relação à elaboração de cardápios, destacamos a importância de oferecer opções nutricionalmente equilibradas, levando em conta as preferências do público-alvo. Ou seja, cardápios diversificados e adaptados às necessidades específicas de cada contexto não apenas promovem a saúde, mas, principalmente, constituem ferramentas poderosas para a fidelização de clientes.

No complexo universo dos serviços de alimentação, também estudamos que a gestão de pessoas emerge como pilar fundamental. A esse respeito, aprendemos que identificar as características individuais da equipe, dimensionar adequadamente a mão de obra e cultivar um ambiente de trabalho saudável são práticas que não apenas refletem em eficiência operacional, como também promovem o bem-estar e a satisfação dos colaboradores.

Por fim, ainda abordamos a relevância atribuída ao papel estratégico do marketing nas unidades de alimentação. Sob essa ótica, estratégias eficazes de comunicação, aliadas à transparência, são capazes de posicionar as empresas no mercado de maneira competitiva e alinhadas aos valores atualmente em voga.

Encerramos esta obra reforçando a noção de que a gestão de um serviço de alimentação representa uma jornada dinâmica e multifacetada, na qual a sinergia entre o planejamento, a gestão, a elaboração de cardápios, as estratégias de marketing e, acima de tudo, o comprometimento com a qualidade é o verdadeiro alicerce para o sucesso duradouro nesse cenário desafiador.

Assim, esperamos que este material seja um valioso guia para profissionais e estudiosos que buscam aprimorar seus conhecimentos sobre a gestão dos serviços de alimentação.

Lista de siglas

Anvisa – Agência Nacional de Vigilância Sanitária

CFN – Conselho Federal de Nutricionistas

EPI – Equipamento de proteção individual

FC – Fator de correção

FCç – Fator de cocção

FTP – Ficha técnica de preparo

HACCP – *Hazard Analysis and Critical Control Points* (Análise de Perigos e Pontos Críticos de Controle)

IPI – Índice de produtividade individual

KPIs – *Key Performance Indicators* (indicadores-chave de desempenho)

PAT – Programa de Alimentação do Trabalhador

PB – Peso bruto

PC – Peso cozido

PCC – Ponto crítico de controle

PCMSO – Programa de Controle Médico de Saúde Ocupacional

PL – Peso líquido

PNAE – Programa Nacional de Alimentação Escolar

POP – Procedimento operacional padronizado

PPRA – Programa de Prevenção de Riscos Ambientais

RH – Recursos humanos

UAN – Unidade de Alimentação e Nutrição

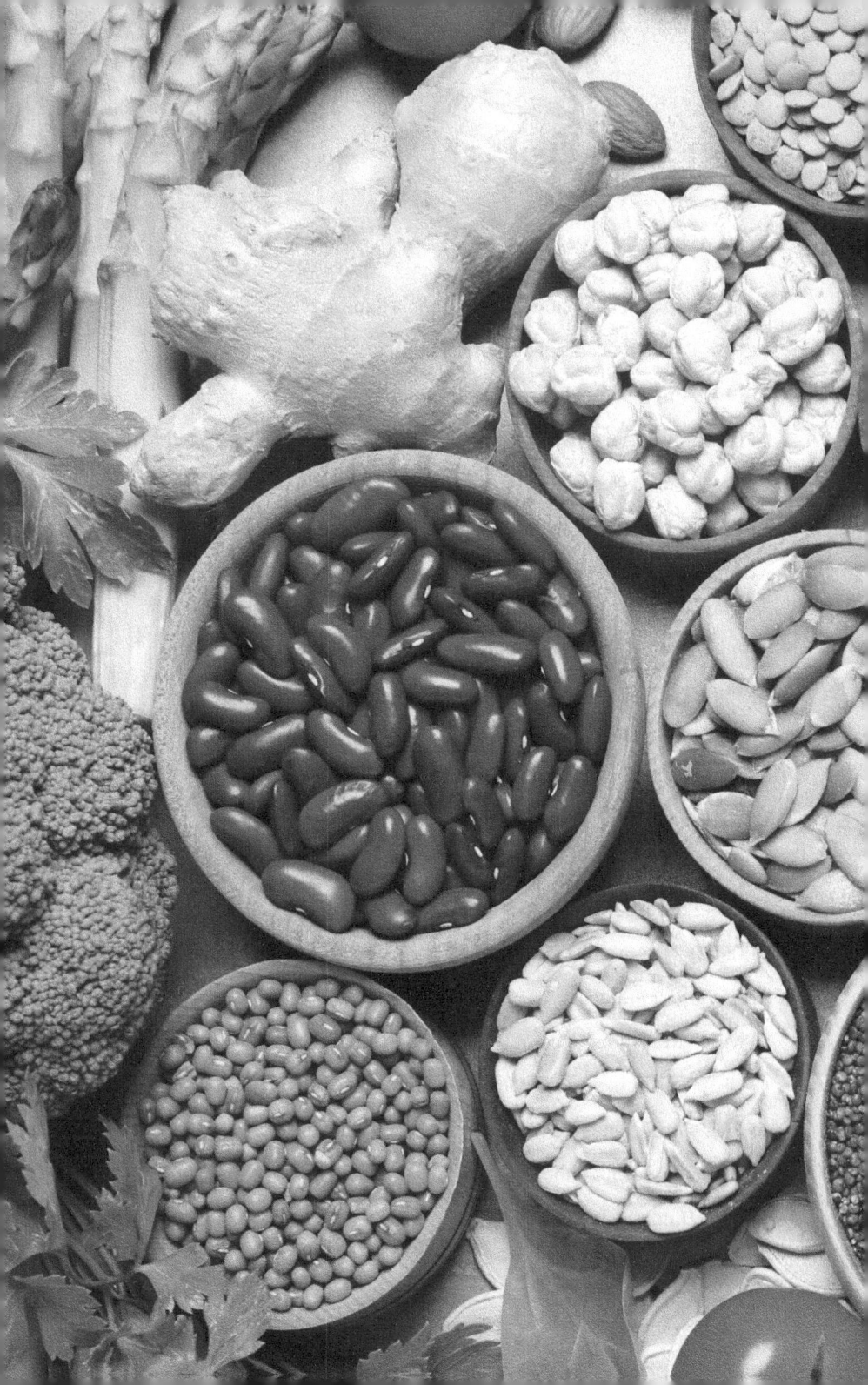

Referências

ABIA – Associação Brasileira da Indústria de Alimentos. Disponível em: <http://www.abia.org.br>. Acesso em: 2 jul. 2024.

ABNT – Associação Brasileira de Normas Técnicas. **NBR 9050**: acessibilidade a edificações, mobiliário, espaços e equipamentos urbanos. 4. ed. Rio de Janeiro, 2020.

ABREU, E. S.; SPINELLI, M. G. N.; PINTO, A. M. S. **Gestão de unidades de alimentação e nutrição**: um modo de fazer. 4. ed. São Paulo: Metha, 2011.

ABREU, E. S.; SPINELLI, M. G. N.; PINTO, A. M. S. **Gestão de unidades de alimentação e nutrição**: um modo de fazer. 7. ed. São Paulo: Metha, 2019.

AGUIAR, O. B.; KRAEMER, F. B.; MENEZES, M. F. G. **Gestão de pessoas em unidades de alimentação e nutrição**. Rio de Janeiro: Rubio, 2013.

ANA, M. F. S. A curva ABC na gestão de estoque. **Brazilian Journal of Development**, v. 7, n. 5, p. 53737-53749, maio 2021. Disponível em: <https://ojs.brazilianjournals.com.br/ojs/index.php/BRJD/article/view/30580>. Acesso em: 28 jun. 2024.

ANTUNES, M. T.; BOSCO, S. M. D. (Org.). **Gestão em unidades de alimentação e nutrição**: da teoria à prática. Curitiba: Appris, 2019.

ANVISA – Agência Nacional de Vigilância Sanitária. **Cartilha sobre boas práticas para serviços de alimentação**: Resolução – RDC n. 216/2004. 3. ed. Disponível em: <https://www.gov.br/anvisa/pt-br/centraisdeconteudo/publicacoes/alimentos/manuais-guias-e-orientacoes/cartilha-boas-praticas-para-servicos-de-alimentacao.pdf>. Acesso em: 28 jun. 2024.

BALCHIUNAS, D. (Org.). **Gestão de UAN**: um resgate do binômio alimentação e nutrição. São Paulo: Roca, 2014.

BRASIL. Agência Nacional de Vigilância Sanitária. Resolução da Diretoria Colegiada n. 50, de 21 de fevereiro de 2002. **Diário Oficial da União**, Brasília, 20 mar. 2002a. Disponível em: <https://bvsms.saude.gov.br/bvs/saudelegis/anvisa/2002/res0050_21_02_2002.html>. Acesso em: 2 jul. 2024.

BRASIL. Agência Nacional de Vigilância Sanitária. Resolução da Diretoria Colegiada n. 216, de 15 de setembro de 2004. **Diário Oficial da União**, Brasília, DF, 16 set. 2004. Disponível em: <https://bvsms.saude.gov.br/bvs/saudelegis/anvisa/2004/res0216_15_09_2004.html>. Acesso em: 27 jun. 2024.

BRASIL. Agência Nacional de Vigilância Sanitária. Resolução da Diretoria Colegiada n. 275, de 21 de outubro de 2002. **Diário Oficial da União**, Brasília, DF, 6 nov. 2002b. Disponível em: <https://bvsms.saude.gov.br/bvs/saudelegis/anvisa/2002/anexos/anexo_res0275_21_10_2002_rep.pdf>. Acesso em: 5 jul. 2024.

BRASIL. Agência Nacional de Vigilância Sanitária. Resolução da Diretoria Colegiada n. 307, de 14 de novembro de 2002. **Diário Oficial da União**, Brasília, DF, 18 nov. 2002c. Disponível em: <https://bvsms.saude.gov.br/bvs/saudelegis/anvisa/2002/rdc0307_14_11_2002.html>. Acesso em: 2 jul. 2024.

BRASIL. Lei n. 11.947, de 16 de junho de 2009. **Diário Oficial da União**, Poder Legislativo, Brasília, DF, 17 jun. 2009. Disponível em: <http://www.planalto.gov.br/ccivil_03/_ato2007-2010/2009/lei/l11947.htm>. Acesso em: 10 jul. 2024.

BRASIL. Ministério da Saúde. Secretaria de Assistência Médica. Coordenação de Assistência Médica e Hospitalar. **Normas de construção e instalação do hospital geral**. Rio de Janeiro, 1974.

BRASIL. Ministério da Saúde. Secretaria de Atenção à Saúde. Departamento de Atenção Básica. **Guia alimentar para a população brasileira**. 2. ed. Brasília, 2014. Disponível em: <https://bvsms.saude.gov.br/bvs/publicacoes/guia_alimentar_populacao_brasileira_2ed.pdf>. Acesso em: 28 jun. 2024.

BRASIL. Ministério da Saúde. Secretaria de Vigilância Sanitária. Portaria n. 326, de 30 de julho de 1997. **Diário Oficial da União**, Brasília, DF, 1º ago. 1997. Disponível em: <https://bvsms.saude.gov.br/bvs/saudelegis/svs1/1997/prt0326_30_07_1997.html>. Acesso em: 5 jul. 2024.

BRASIL. Ministério do Trabalho e Emprego. Secretaria de Inspeção do Trabalho. Portaria n. 193, de 5 de dezembro de 2006. **Diário Oficial da União**, Brasília, DF, 7 dez. 2006. Disponível em: <https://docs.ufpr.br/~monica.anjos/artigos/16_portaria_PAT.pdf>. Acesso em: 10 jul. 2024.

BRASIL. Ministério do Trabalho e Emprego. Secretaria de Inspeção do Trabalho. **Programa de Alimentação do Trabalhador (PAT)**. Brasília, 2023. Disponível em: <https://www.gov.br/trabalho-e-emprego/pt-br/servicos/empregador/programa-de-alimentacao-do-trabalhador-pat/faq-atualizacao-cgsst_ago23.pdf>. Acesso em: 10 jul. 2024.

CALAZANS, D. L. M. S.; ARAÚJO, A. G. **Desempenho de fornecedores na gestão de suprimentos públicos**: uma proposta para o setor de alimentação coletiva sob a perspectiva da gestão de restaurantes universitários. Mossoró: Edições Uern/Fapern, 2023. Disponível em: <https://portal.uern.br/wp-content/uploads/sites/14/2024/01/28-E-book-Desempenho-de-Fornecedores-na-Gestao.pdf>. Acesso em: 28 jun. 2024.

CASTIGLIONI, J. A. M.; TANCREDI, C. T. **Organização empresarial**: conceitos, modelos, planejamento, técnicas de gestão e normas de qualidade. São Paulo: Érica, 2014.

CFN – Conselho Federal de Nutricionistas. Resolução n. 600, de 25 de fevereiro de 2018. **Diário Oficial da União**, Brasília, DF, 20 abr. 2018. Disponível em: <http://sisnormas.cfn.org.br:8081/viewPage.html?id=600>. Acesso em: 28 jun. 2024.

CHESSER, J. W.; CULLEN, N. C. **Gestão em serviços de alimentação**: liderança e desenvolvimento de recursos humanos para a gastronomia. Tradução de Luiz Euclydes Trindade Frazão Filho. 5. ed. Barueri: Manole, 2016.

CHIAVENATO, I. **Gestão de pessoas**: o novo papel dos recursos humanos nas organizações. 3. ed. Rio de Janeiro: Elsevier, 2008.

CHIAVENATO, I. **Introdução à teoria geral da administração**: uma visão abrangente da moderna administração das organizações. 10. ed. São Paulo: Atlas, 2020.

DISTRITO FEDERAL. Instrução Normativa Divisa/SVS n. 4, de 15 de dezembro de 2014. **Diário Oficial do Estado**, Brasília, 11 fev. 2015. Disponível em: <https://www.normasbrasil.com.br/norma/instrucao-normativa-4-2014-df_281122.html#google_vignette>. Acesso em: 5 jul. 2024.

ITAL – Instituto de Tecnologia de Alimentos. **Brasil Food Trends 2020**. São Paulo: Fiesp; Campinas: Ital, 2010. Disponível em: <https://ital.agricultura.sp.gov.br/brasilfoodtrends/44/>. Acesso em: 28 jun. 2024.

KNAPIK, J. **Gestão de pessoas e talentos**. 2. ed. Curitiba: Ibpex, 2008.

MEDEIROS, C. O.; CAVALLI, S. B.; PROENÇA, R. P. C. Human Resources Administration Processes in Commercial Restaurants and Food Safety: the Actions of Administrators. **International Journal of Hospitality Management**, v. 31, n. 3, p. 667-674, 2012.

MONTEIRO, R. Z. **Cozinhas profissionais**. 4. ed. São Paulo: Senac, 2022.

NISHIO, E. K.; ALVES, A. M. **Gestão de negócios de alimentação**: casos e soluções. São Paulo: Senac, 2019.

OLIVEIRA, T. C.; SILVA, D. A. **Administração de unidades produtoras de refeições**: desafios e perspectivas. Rio de Janeiro: Rubio, 2016.

OPAS – Organização Pan-Americana da Saúde. Programa Conjunto da FAO/OMS sobre normas alimentares. Comissão do Codex Alimentarius. **Codex Alimentarius**: higiene dos alimentos – textos básicos. 2006. Disponível em: <https://iris.paho.org/bitstream/handle/10665.2/4268/Codex_Alimentarius.pdf?sequence=1%26isAllowed=y%20>. Acesso em: 23 jul. 2024.

PELLOSO, I.; PELLOSO, A. **Food Service One**: planejamento, projeto e gestão em negócios de alimentação. São Paulo: Literare Books Internacional, 2019.

PEREIRA, L. C. A.; FLOR, T. B. M.; CALAZANS, D. L. M. S. Gestão de custos no serviço público: proposta de metodologia para análise e controle em unidades de alimentação e nutrição. **Revista Ciência Plural**, v. 5, n. 2, p. 32-48, 2019. Disponível em: <https://periodicos.ufrn.br/rcp/article/view/17706>. Acesso em: 28 jun. 2024.

PHILIPPI, S. T. (Coord.). **Nutrição e técnica dietética**. São Paulo: Manole, 2014.

REGO, J. C. R.; TEIXEIRA, S. M. F. G. Aspectos físicos das unidades de alimentação e nutrição. In: TEIXEIRA, S. M. F. G. et. al. **Administração aplicada às unidades de alimentação e nutrição**. São Paulo: Atheneu, 2010.

RIBEIRO, C. D. F. et al. **Alimentação coletiva e microbiologia de alimentos**. 2. ed. Salvador: Sanar, 2020. (Coleção Manuais da Nutrição, v. 4).

ROSA, C. O. B.; MONTEIRO, M. R. P. (Org.). **Unidades produtoras de refeições**: uma visão prática. Rio de Janeiro: Rubio, 2014.

SÃO PAULO (Estado). Portaria CVS 5, de 9 de abril de 2013. **Diário Oficial do Estado**, 19 abr. 2013. Disponível em: <https://cvs.saude.sp.gov.br/up/PORTARIA%20CVS-5_090413.pdf>. Acesso em: 5 jul. 2024.

SCATENA, M. I. C. **Ferramentas para a moderna gestão empresarial:** teoria, implementação e prática. Curitiba: Ibpex, 2010.

SEBRAE – Serviço Brasileiro de Apoio às Micro e Pequenas Empresas. **65 ideias de negócios nas áreas de alimentos e bebidas.** 29 mar. 2023. Disponível em: <https://sebrae.com.br/sites/PortalSebrae/ufs/mt/artigos/65-ideias-de-negocios-nas-areas-de-alimentos-e-bebidas,5518e63a7eaf9510VgnVCM1000004c00210aRCRD>. Acesso em: 27 jun. 2024.

SILVA FILHO, A. R. A. **Manual básico para planejamento e projeto de restaurantes e cozinhas industriais.** São Paulo: Varela, 1996.

TEIXEIRA, S. M. F. G. et al. **Administração aplicada às unidades de alimentação e nutrição.** São Paulo: Atheneu, 1990.

TEIXEIRA, S. M. F. G. et. al. **Administração aplicada às unidades de alimentação e nutrição.** São Paulo: Atheneu, 2010.

TRIDA, V. C.; FERREIRA, F. M. **Gestão da qualidade em serviços de alimentação:** como elaborar um manual de boas práticas. São Caetano do Sul: Yendis, 2013.

VAZ, C. S. **Alimentação de coletividade:** uma abordagem gerencial. Brasília: Produção independente, 2002.

Respostas

Capítulo 1
Questões para revisão
1. Indicadores de desempenho, análise de custos, pesquisas de satisfação dos clientes, auditorias, entre outros, são exemplos de ferramentas gerenciais que auxiliam o gestor no controle de serviços de alimentação.
2. A matriz GUT é uma ferramenta que identifica problemas ou oportunidades. Os gestores atribuem notas para a gravidade, a urgência e a tendência de ocorrência de adversidades e a matriz GUT ajuda a definir quais aspectos devem ser corrigidos primeiro.
3. e. O tempo de experiência profissional do gestor, apesar de agregar conhecimentos, não se relaciona ao monitoramento do desempenho da unidade.
4. b. O gestor precisa saber que em todas as etapas do processo deve haver clareza e alinhamento de informações, já que uma simples inadequação em qualquer fase pode impactar negativamente as demais. Nesse sentido, as operações devem ser realizadas de maneira cíclica e as etapas são interdependentes.
5. e. Observamos mudanças no comportamento alimentar dos indivíduos em virtude do aumento da quantidade de pessoas que manifestam doenças crônicas e apresentam agravos à saúde relacionados a hábitos e padrões de alimentação, o que corrobora o estilo de vida de nossa época.

Questões para reflexão

1. Considere que, no dia a dia, quanto mais engajado no processo o gestor estiver, mais necessidades e possibilidades de novos caminhos a seguir ele encontrará, ou seja, ao controlar a execução, ele precisará traçar novos planejamentos. O próprio texto do capítulo afirma que as ações relacionadas aos processos administrativos devem ser monitoradas e revisadas constantemente, a fim de que seja possível verificar se estão sendo adequadas ao processo, com vistas à melhoria contínua.

2. Se considerarmos um funcionário em seu ambiente de trabalho, por exemplo, esse benefício será fundamental não apenas para a execução das tarefas, mas para a satisfação geral dele em relação ao empregador. Quando se trata da modalidade de gestão por meio de concessão ou terceirização, é comum que a empresa contratante de um serviço especializado em alimentação não simplesmente delegue suas responsabilidades e permita que a contratada atue sem supervisão. Mesmo com contratos bem estabelecidos, na prática, frequentemente observamos que a contratante designa um colaborador para coordenar todas as questões relacionadas à alimentação dos comensais, agindo como um intermediário entre as partes. Esse colaborador muitas vezes compartilha o ambiente de trabalho com a equipe terceirizada e exerce uma função rigorosa na fiscalização de todas as etapas do processo de execução. Assim, quando utilizada, trata-se de uma abordagem eficaz para atestar a plena execução do contrato e assegurar que a alimentação oferecida atenda e supere as expectativas.

Capítulo 2
Questões para revisão

1. Respostas possíveis: quantidade de refeições diárias por tipo de refeição; quantidade e tipo de população a que a refeição se destina; tipo de cardápio; instalações que serão utilizadas: gás, eletricidade, água e esgoto; nível de habilidade da mão de obra a ser contratada; capital a ser investido; localização física do projeto; localização territorial; utilização de produtos pré-processados; tipos de equipamentos a serem adquiridos; legislação em vigor; finalidade multiuso para o espaço.

2. Quantidade de refeições, sistema de compras/abastecimento, padrão do cardápio, modalidade e sistema de distribuição, entre outras, são variáveis que norteiam o cálculo do dimensionamento das áreas e dos setores de um serviço de alimentação.

3. c. Manter a temperatura entre 22 e 26 °C contribui para um ambiente confortável.

4. c. Além de ser econômica, a iluminação natural está relacionada ao conforto térmico da equipe de trabalho.

5. a. A adoção de práticas sustentáveis não apenas coopera com o meio ambiente, como também favorece a redução de custos operacionais.

Questões para reflexão

1. Ruídos excessivos, comuns em ambientes de produção de refeições devido ao funcionamento de máquinas e exaustores e da manipulação de utensílios, podem prejudicar a saúde e o desempenho dos trabalhadores. A exposição prolongada a ruídos pode causar estresse, fadiga, irritabilidade, entre outras consequências negativas, prejudicando a saúde mental e física. Níveis de ruído entre 70 e 80 decibéis já são considerados prejudiciais. Portanto, o cuidado no planejamento acústico, na escolha de equipamentos silenciosos e na adoção de materiais isolantes é essencial para mitigar esses efeitos adversos.

2. Sim, a tecnologia pode desempenhar um papel crucial na gestão de resíduos e na sustentabilidade de um serviço de alimentação. A implementação de sistemas de monitoramento inteligentes e de automação de processos, bem como o uso de *softwares* especializados, proporcionam uma gestão mais eficiente de recursos como água e energia, contribuindo para a redução do desperdício. Além disso, o emprego de tecnologias na rastreabilidade de insumos permite fazer escolhas mais sustentáveis em relação à aquisição e ao gerenciamento de estoques. Nessa ótica, sistemas de gestão interna, aplicativos de reserva e *delivery* são exemplos de ferramentas fundamentais para evitar desperdícios e aprimorar a produção. Considerando o exposto, podemos afirmar que a tecnologia não apenas otimiza operações, mas também promove práticas mais conscientes, alinhando as unidades de alimentação às demandas contemporâneas por sustentabilidade e gestão responsável de resíduos.

Capítulo 3
Questões para revisão

1. a
2. c
3. c
4. A análise dos custos fixos e variáveis é fundamental para determinar o preço de venda das refeições em uma unidade de alimentação e nutrição (UAN). Os custos fixos, como aluguel, salários administrativos e depreciação de equipamentos, não variam com o volume de produção e devem ser cobertos independentemente da quantidade de refeições servidas. Esses custos fornecem uma base mínima de receita necessária para que a UAN permaneça financeiramente viável. Por sua vez, os custos variáveis, como matérias-primas (ingredientes) e a energia utilizada durante a produção, variam diretamente conforme o número

de refeições produzidas. Assim, ao ter ciência desses custos, o serviço de alimentação pode calcular o custo por refeição adicionando os custos variáveis ao custo fixo médio por refeição. Isso ajuda a definir um preço de venda que cubra todos os gastos e, ainda, inclui uma margem de lucro. Por exemplo, se o custo fixo médio por refeição for R$ 10,00 e o custo variável for R$ 5,00, o preço de venda terá de ser superior a R$ 15,00 para garantir a cobertura dos custos e a obtenção de lucro. Assim, a análise dos custos fixos e variáveis possibilita fazer ajustes no preço de venda de acordo com a variação dos custos, contribuindo sobremaneira para assegurar a sustentabilidade financeira da unidade.

5. A curva ABC é uma ferramenta de gestão de estoque que classifica os itens com base no valor e no impacto destes no custo total. Na gestão de uma unidade de alimentação e nutrição (UAN), sua aplicação é fundamental para otimizar os processos de compras e armazenamento, contribuindo para uma operação mais eficiente e econômica. Por exemplo: uma UAN pode aplicar a curva ABC começando pela análise detalhada de seu inventário e classificando os itens conforme seu valor de consumo anual. Em seguida, pode desenvolver políticas específicas para cada categoria (A, B e C, abordadas no capítulo). Assim, para os itens A, é possível implementar controles mais rigorosos, como inventários frequentes e sistemas de reordenação automática; para os itens C, pode-se adotar uma abordagem mais flexível, com inventários menos frequentes e reordenação baseada em níveis mínimos de estoque.

Questões para reflexão

1. A curva ABC é uma ferramenta de grande valia para a gestão de insumos em serviços de alimentação, na medida em que, com ela, torna-se possível fazer uma análise criteriosa da importância e do impacto de cada item no processo. Assim, ao classificar os insumos

nas categorias A, B e C com base em seus valores e em sua frequência de utilização, a unidade de alimentação pode direcionar seus esforços para otimizar a gestão de estoque.
2. Nos serviços de alimentação, a gestão de custos é crucial para manter a eficiência operacional e assegurar a qualidade dos serviços oferecidos. Desse modo, ter noção dos custos e controlá-los, além de contribuir para a sustentabilidade financeira da unidade, também impacta diretamente a satisfação dos clientes. Sob essa perspectiva, por meio de uma gestão eficaz, é possível equilibrar a oferta de refeições nutritivas e saborosas sem comprometer a viabilidade financeira. Por exemplo, monitorar de perto os custos dos insumos permite fazer ajustes no cardápio, buscar alternativas mais econômicas sem perder qualidade e evitar desperdícios. Portanto, a gestão de custos não é somente uma prática financeira, mas uma estratégia integral que assevera a entrega consistente de serviços de alta qualidade, satisfazendo às expectativas dos consumidores e promovendo o sucesso sustentável da empresa.

Capítulo 4
Questões para revisão
1. c
2. c
3. As principais diferenças entre os cardápios básico, intermediário e superior são:
    - Cardápio básico: Consiste em preparações simples, com pouca variedade de ingredientes; utilizado em contextos em que a simplicidade e a economia são prioridades; as refeições podem não ser muito variadas e podem faltar opções especiais para dietas específicas.

- Cardápio intermediário: Variedade moderada de preparações e ingredientes; é mais equilibrado em termos de nutrição e sabores; pode incluir opções para atender a diferentes necessidades dietéticas, como vegetarianas ou pessoas com restrições alimentares.
- Cardápio superior: Caracteriza-se por grande variedade de ingredientes, preparações elaboradas e atenção à nutrição; pode incluir pratos sofisticados e opções *gourmet*, atendendo a uma ampla gama de preferências dietéticas; ademais, a apresentação das refeições costuma ser mais elaborada.

A escolha entre esses níveis de cardápio depende das metas do serviço de alimentação, do público atendido e do orçamento disponível. Para algumas instituições, como hospitais, a ênfase na nutrição e na adequação às dietas terapêuticas pode ser mais relevante, favorecendo a adoção de um cardápio intermediário ou superior. Em outros casos, como em escolas ou refeitórios de empresas, a simplicidade e o custo podem priorizar um cardápio básico. Porém, em qualquer nível, é fundamental considerar as necessidades nutricionais, a diversidade de ingredientes, o equilíbrio das refeições e a satisfação dos clientes como critérios importantes na elaboração do cardápio.

4. d

5. Exemplo de resposta:

FICHA TÉCNICA – FRANGO AO *CURRY*

Nome do prato: Frango ao *curry*

Descrição: Frango ao *curry* é um prato de origem indiana, conhecido por seu sabor exótico e aromático. Combina pedaços de frango cozidos em um molho à base de *curry* servido com arroz.

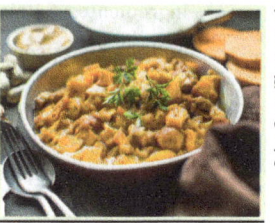

Ingredientes e quantidades:

	Peso bruto (PB)	Fator de correção (FC)	Peso líquido (PL)
Peito de frango	12,5 kg	1,0	12,5 kg
Cebola	3,75 kg	1,14	3,28 kg
Alho	0,375 kg	1,08	0,347 kg
Tomate	7,5 kg	1,25	6,0 kg
Curry	0,5 kg	1,0	0,5 kg
Leite de coco	4 L	1,0	4 L
Óleo vegetal	0,5 kg	1,0	0,5 kg
Sal	0,125 kg	1,0	0,125 kg
Pimenta	0,05 kg	1,0	0,05 kg
Coentro	0,2 kg	1,1	0,180 kg

Fator de cocção (FCç): 1,2

Método de preparo:
1. Tempere os cubos de frango com sal, pimenta e metade do *curry* em pó.
2. Aqueça o óleo em uma panela e refogue a cebola e o alho até que fiquem dourados.
3. Adicione o frango temperado e cozinhe até que esteja dourado por todos os lados.
4. Adicione os tomates e o restante do *curry* em pó. Cozinhe por alguns minutos, até que os tomates amoleçam.
5. Despeje o leite de coco na panela, reduza o fogo e cozinhe por mais 10-15 minutos, mexendo ocasionalmente, até que o frango esteja completamente cozido e o molho esteja espesso.
6. Sirva quente sobre o arroz cozido, decorando com coentro fresco.

Rendimento: aproximadamente 100 porções.

Informações nutricionais (por porção):
- Valor energético: 400 kcal
- Carboidratos: 20 g
- Proteínas: 25 g
- Gorduras totais: 25 g
- Gorduras saturadas: 18 g
- Fibras: 3 g
- Sódio: 800 mg

Valores aproximados; podem variar com base nos ingredientes utilizados.

Questões para reflexão

1. A interseção entre a elaboração do cardápio e o controle de qualidade em um serviço de alimentação é essencial para promover a saúde e satisfazer os clientes. Esses dois aspectos, ao serem abordados de maneira integrada, favorecem o desenvolvimento de cardápios equilibrados que atendam às necessidades nutricionais da população, garantindo, ao mesmo tempo, a segurança alimentar e a qualidade das refeições. Essa prática resulta na elaboração de pratos saborosos, seguros e saudáveis, que contribuem para a saúde e o bem-estar dos consumidores. Ademais, a abordagem integrada colabora para reduzir o desperdício de alimentos, evitar custos desnecessários e atestar a eficiência operacional, o que beneficia os clientes e, também, a gestão do serviço de alimentação como um todo.

2. A relação entre as preparações fornecidas pela empresa e o Programa de Alimentação do Trabalhador (PAT) é fundamental para promover a saúde e o bem-estar dos funcionários, bem como para atender aos objetivos da organização. A oferta de refeições saudáveis no ambiente de trabalho contribui para a saúde dos colaboradores e, com efeito, acarreta diversos benefícios, tais como: melhora na produtividade; redução de custos com saúde; atração e retenção de talentos; conformidade com o PAT, entre outros.

Capítulo 5
Questões para revisão
1. c
2. b
3. c
4. A segmentação de mercado é fundamental para os serviços de alimentação, pois proporciona a adoção de uma abordagem mais precisa e personalizada em relação aos consumidores. Ao dividir o mercado em grupos com características semelhantes, como por preferências alimentares ou restrições dietéticas, torna-se possível adaptar os serviços com maior eficiência. Por exemplo, públicos com necessidades específicas, como vegetarianos ou pessoas com restrições alimentares, podem receber cardápios personalizados que atendam às suas necessidades sem alterar a qualidade dos alimentos.
5. A personalização do atendimento é uma estratégia poderosa para que os serviços de alimentação se destaquem em um mercado competitivo. Reconhecer as preferências e necessidades dos clientes pode ser um diferencial significativo. Por exemplo, ao lembrar as preferências alimentares de clientes regulares ou oferecer opções personalizadas para atender a restrições dietéticas específicas, torna-se possível proporcionar uma experiência mais acolhedora e voltada para as necessidades individuais, contribuindo para a fidelização de novos consumidores.

Questões para reflexão
1. Um serviço de alimentação pode atingir o equilíbrio entre a promoção de alimentos saudáveis e a viabilidade financeira ao adotar estratégias inovadoras, o que pode incluir: a formação de parcerias com produtores locais para obter ingredientes frescos a preços acessíveis; a diversificação do cardápio para atender a diferentes preferências alimentares sem comprometer a qualidade; e a elaboração de

campanhas de marketing criativas que incentivem escolhas saudáveis sem alienar os consumidores. Portanto, o serviço de alimentação pode representar uma influência positiva nos hábitos alimentares sem afetar adversamente sua sustentabilidade financeira.

2. Com a integração entre o marketing digital e as estratégias de atendimento aos clientes, o serviço de alimentação pode se transformar em um espaço de educação nutricional e conscientização alimentar por meio da combinação de estratégias. Isso inclui a utilização de redes sociais e plataformas *on-line* para compartilhar conteúdos educativos sobre nutrição; a promoção de eventos presenciais ou virtuais com nutricionistas para discutir práticas alimentares saudáveis; e a personalização do atendimento para fornecer orientações nutricionais individualizadas. Além de contribuir para aumentar o conhecimento dos consumidores a respeito do conceito de alimentação saudável, essa abordagem ainda fortalece a imagem do serviço de alimentação como um centro de referência em nutrição e bem-estar.

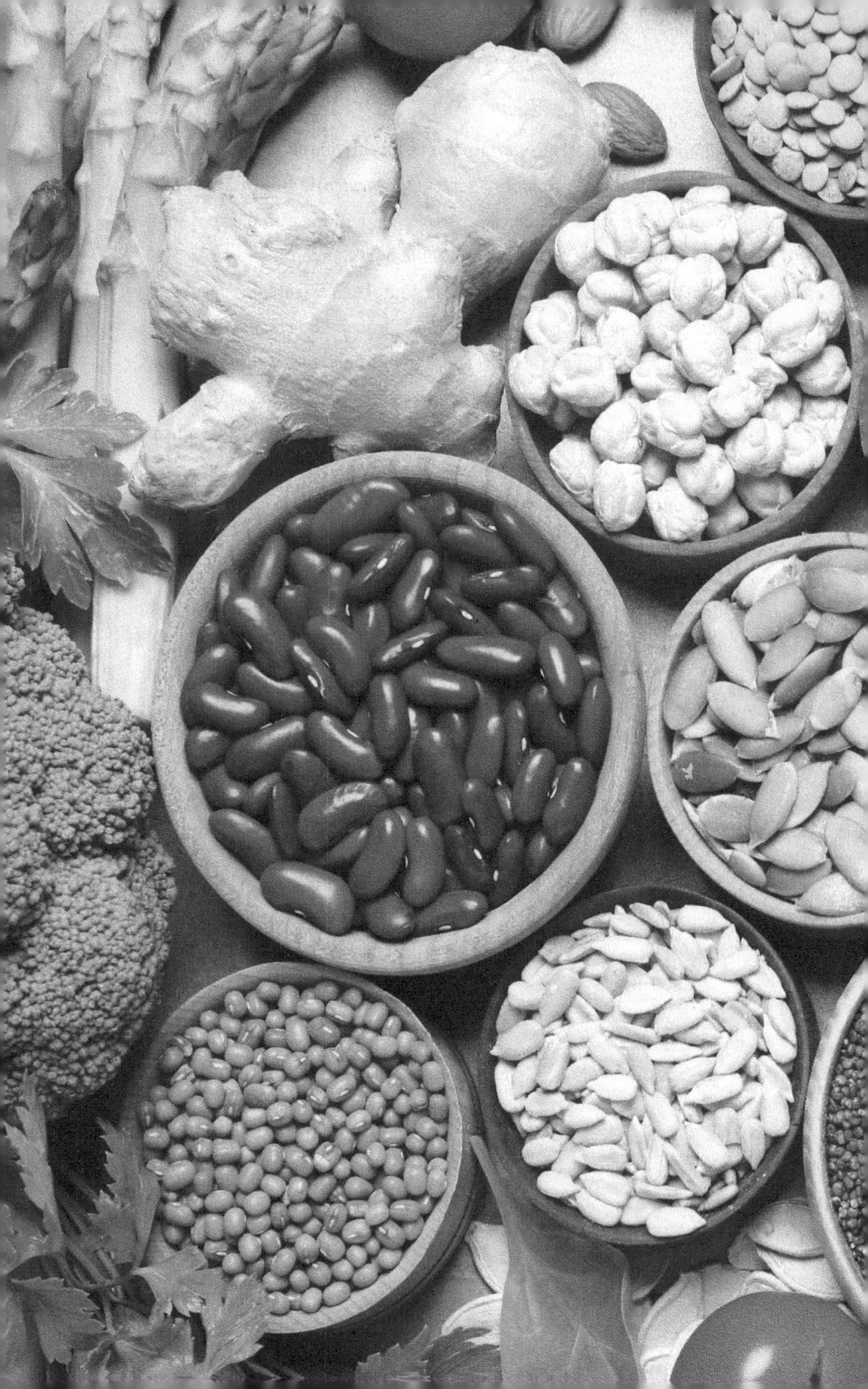

Sobre os autores

Alexsandro Wosniaki é graduado em Nutrição pela Universidade Federal do Paraná (UFPR), mestre em Alimentação e Nutrição pela mesma instituição e especialista em Gestão de Negócios em Alimentação pelo Colégio Brasileiro de Estudos Sistêmicos (CBES) e em Nutrição e Saúde Pública pela União Brasileira de Faculdades (UniBF). Tem experiência com gestão de unidades de alimentação e nutrição (UANs), tanto no âmbito privado quanto no setor público, bem como na docência e na coordenação de cursos de graduação e pós-graduação. Atua há 15 anos em cargo de gestão no setor público na Prefeitura de Araucária (PR), coordenando atualmente a Política de Segurança Alimentar e Nutricional.

Elaine Cristine de Souza Martins é graduada em Nutrição pelo Centro Universitário Campos de Andrade (Uniandrade), MBA em Gestão Empresarial pelo Centro de Ensino Superior de Maringá (Cesumar) e especialista em Formação Docente para EaD pelo Centro Universitário Internacional Uninter. Tem dez anos de experiência em unidades de alimentação e nutrição (UANs), incluindo restaurantes institucionais, merenda escolar e instituições de longa permanência para idosos. Atualmente, é mestranda em Alimentação e Nutrição pela Universidade Federal do Paraná (UFPR) e docente no curso de graduação em Nutrição no Centro Universitário Internacional Uninter.

Rosicler de Oliveira Coutinho é graduada em Nutrição pela Universidade Federal do Paraná (UFPR) e especialista em Vigilância Sanitária e Controle de Qualidade Aplicados à Produção de Alimentos pela Pontifícia Universidade Católica do Paraná (PUCPR). Tem 16 anos de experiência atuando com gestão e auditoria em unidades de alimentação e nutrição (UANs), incluindo estabelecimentos institucionais e comerciais. Foi consultora na área de panificação e confeitaria e, atualmente, é nutricionista na Secretaria Municipal de Assistência Social do município de Araucária (PR).

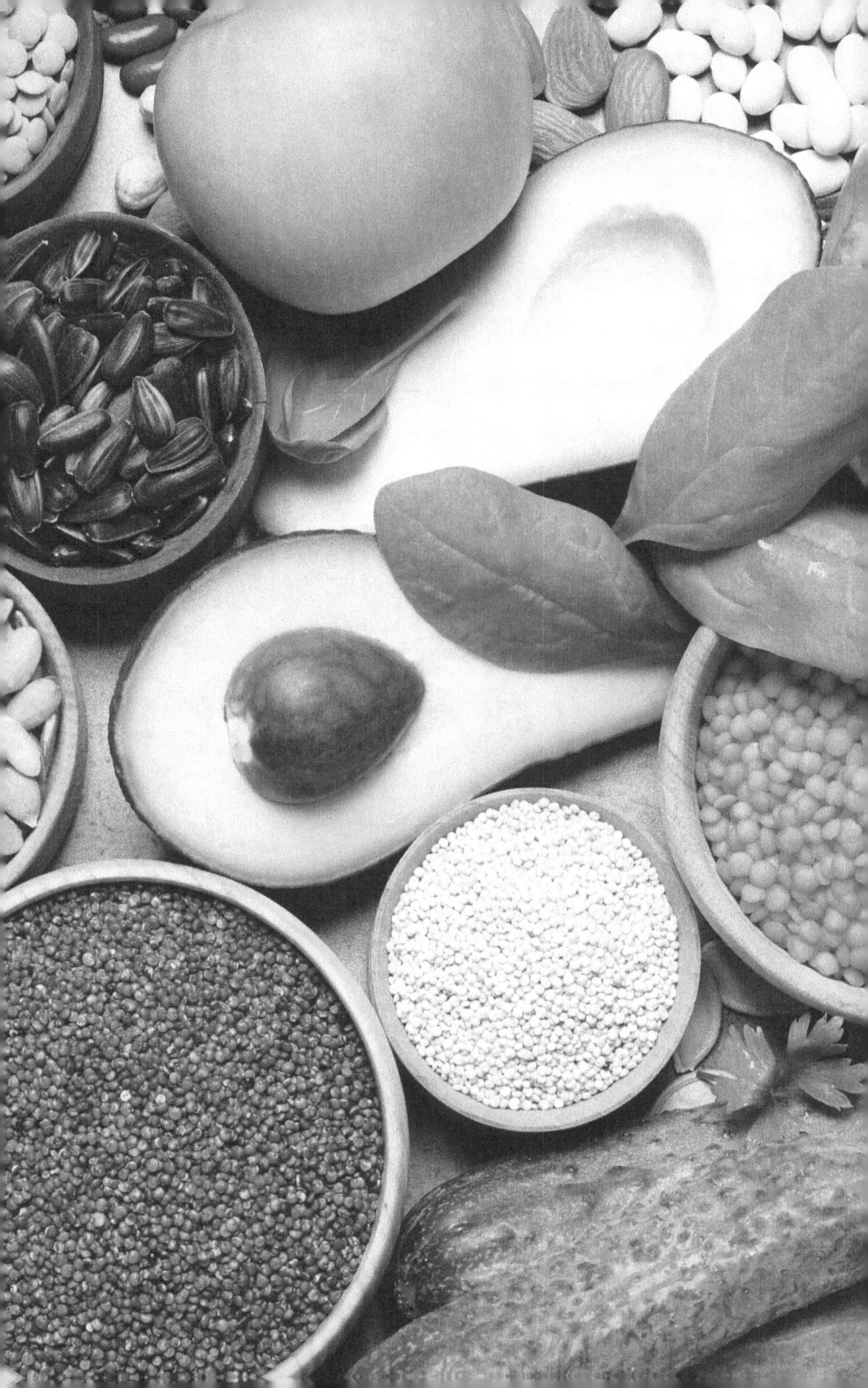

Impressão: Setembro/2024

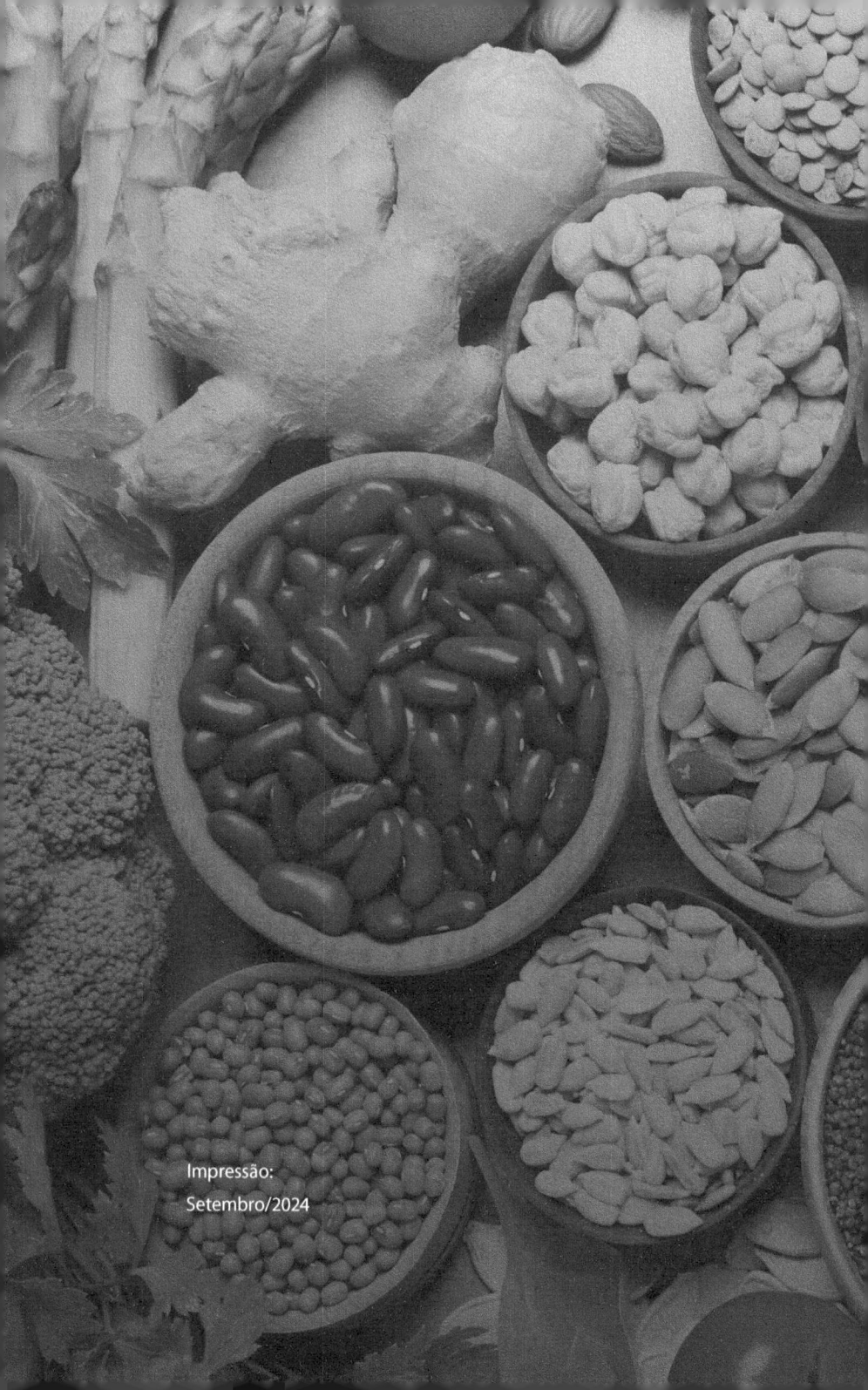